Frauenärztliche Taschenbücher

Herausgeber: Thomas Römer, Andreas D. Ebert

I0131747

Meinen Eltern Dr. med. Dörte und
Prof. Dr. med. Hans-Georg Siedentopf,
denen ich für so vieles dankbar bin!

Friederike Siedentopf

Psychoonkologische Betreuung in der Gynäkologie

DE GRUYTER

Dr. med. Friederike Siedentopf
Frauenklinik der DRK-Kliniken Berlin-Westend
Spandauer Damm 130
14050 Berlin
f.siedentopf@drk-kliniken-berlin.de

Das Buch enthält 6 Tabellen.

Die Buchreihe *Frauenärztlichen Taschenbücher* wurde von Prof. Dr. med. Wolfgang Straube, Rostock und Prof. Dr. Thomas Römer, Köln, gegründet.

ISBN 978-3-11-021382-9
e-ISBN 978-3-11-021383-6

Library of Congress Cataloging-in-Publication Data

Siedentopf, Friederike.
Psychoonkologische Betreuung in der Gynäkologie / by Friederike Siedentopf.
  p. cm. -- (Frauenärztliche Taschenbücher)
Includes bibliographical references.
ISBN 978-3-11-021382-9
1. Generative organs, Female--Cancer--Psychological aspects. 2. Generative organs, Fenmale--Cancer--Patients--Mental health services. I. Title.
RC280.G5S53 2010
616.99'465--dc22   2010013612

Bibliografische Information der Deutschen Nationalbibliothek

Die Deutsche Nationalbibliothek verzeichnet diese Publikation in der Deutschen Nationalbibliografie; detaillierte bibliografische Daten sind im Internet über http://dnb.d-nb.de abrufbar.

Projektplanung und -durchführung: Dr. Petra Kowalski
Projektmanagement: Simone Pfitzner
Herstellung: Marie-Rose Dobler
Gesamtherstellung: Druckhaus „Thomas Müntzer", Bad Langensalza

Grußwort

Die Diagnose einer Krebserkrankung der Frau ist eine lebens-
verändernde Situation.

Werde ich leben oder sterben? Wer oder wie bin ich nach der
Krebsbehandlung? Wie bin ich als Frau nach der Krebsbehandlung? Wie ist meine Partnerschaft? Wie ist mein Sexleben?

All dieses beschäftigt die Betroffene zu dem Zeitpunkt, an dem
sie die Diagnose einer bösartigen Erkrankung sowohl der Brust
als auch der weiblichen Geschlechtsorgane erhält, beziehungs-
weise eine Therapie durchgeführt wird.

Vorbeugende Maßnahmen, Früherkennung, Screening, verbes-
serte Diagnostik und Therapien haben zu einem besseren Überleben der Krebspatientinnen geführt. Die Komplexität der Erkrankung und ihrer Behandlung, wie aber auch das Eingebundensein
in und die Ansprüche des sozialen Umfeldes, stellen die Betroffene unter großen Druck. Hier besteht die Notwendigkeit der Unterstützung zur Bewältigung der Diagnose Krebs, der Verarbeitung
des ersten Schocks und des Wiederaufnehmens des „Normalen
Lebens". Psychoonkologie ist das Gebiet, welches in den letzten
Jahren hier eine ungemein dynamische Entwicklung gemacht hat.
Für das Gebiet Gynäkologische Onkologie sind hier durch die
Etablierung der Brust(krebs)zentren und der Gynäkologischen
Krebszentren Strukturen geschaffen worden, die die psycholo-
gische Unterstützung und Begleitung als eine der wesentlichen
Betreuungssäulen etabliert hat.

Die fachliche Ausgestaltung der Psychoonkologie im Bereich
der Gynäkologischen Onkologie hat bisher noch keine struktu-
rierte Form erfahren. Mit dem hier vorliegendem Werk zur Gynäkologischen Psychoonkologie in Klinik und Praxis wird dem Leser
die Möglichkeit gegeben, sich zum einen über die Behandlungs-
gebiete, wie aber auch insbesondere über die Möglichkeiten des
Einsatzes verschiedenster Techniken der Screening-Methoden zur
Bedarfsermittlung zu informieren. Insbesondere auch die Darstel-
lung der Weiterbildungsmöglichkeiten ermöglicht dem Leser he-

rauszufinden, ob dieser neue Bereich nicht auch so interessant ist, dass Frau oder Mann sich in diesem weiterbilden möchten, besteht somit eine zusätzliche Unterstützung in der täglichen Arbeit mit krebskranken Frauen.

Ein intensives Lesen lohnt sich!

Matthias W. Beckmann

Vorwort

Die psychoonkologische Betreuung unserer Patientinnen nimmt einen zunehmenden Stellenwert in der gynäkologischen Onkologie ein. Von der Diagnosestellung, über schwierige Phasen in der Therapie bis hin zu Begleitung bei Tod und Sterben als eine der schwierigsten Aufgaben ärztlicher Tätigkeit überhaupt spielen psychoonkologische Aspekte eine wichtige Rolle. Oft folgen sehr lange Zeiten der Tumornachsorge, in der auch bei der wieder gesunden Frau die Krebserkrankung immer mitschwingt.

Nicht unwesentlich beteiligt an der Entwicklung der Psychoonkologie ist die Zentrumsbildung und die Voraussetzungen zu deren Zertifizierung, die konsequent unter anderem die Patientinnenbedürfnisse in ihren Anforderungen an die Kliniken umgesetzt haben.

Mir ging es in der Erstellung dieses Büchleins darum, die Themen, die mir in der täglichen Arbeit in meiner Funktion als Oberärztin im Brustzentrum begegnen und die im Gespräch mit meinen Patientinnen von Bedeutung sind, zusammenzutragen und praxisnah aufzuarbeiten. Der subjektive Charakter ist hierbei durchaus gewollt. Die Lektüre eines umfangreichen Lehrbuches zur Psychoonkologie oder eine Weiterbildung zur Vertiefung kann ja dem bei gewecktem Interesse durchaus folgen. Über Rückmeldung, gerne per E-mail, welche Themen noch ergänzt oder erweitert werden sollten, was Ihnen gefallen hat und was nicht, würde ich mich sehr freuen.

Mein Dank gilt Frau Dr. Petra Kowalski und Frau Simone Pfitzner vom Verlag Walter de Gruyter, die das Projekt liebevoll begleitet und unterstützt haben, sowie Frau Dr. Silke Thiele für kritische „Erstleserschaft".

Berlin, Juli 2010   Friederike Siedentopf

Inhalt

1. Aufgaben und Ziele der Psychoonkologie 1
2. Epidemiologie gynäkologischer Krebserkrankungen 5
   2.1 Mammakarzinom. 5
   2.2 Endometriumkarzinom 6
   2.3 Zervixkarzinom 7
   2.4 Ovarialkarzinom 8
   2.5 Seltenere Karzinome 10
      2.5.1 Vulvakarzinom 10
      2.5.2 Chorionkarzinom 11
3. Psychische Auswirkungen gynäkologischer Krebs-
   erkrankungen und Organverlust 12
   3.1 Körperbild. 15
4. Gesprächsführung 17
   4.1 Besonderheiten der Arzt-Patientinnen-Beziehung . . . 17
   4.2 Konkrete Aspekte der Gesprächsführung 18
5. Überbringen schlechter Nachrichten und Diagnose-
   vermittlung 21
6. Krisenintervention 24
7. Krankheitsverarbeitung (Coping) 27
   7.1 Krebspersönlichkeit? 27
   7.2 Copingmechanismen. 28
   7.3 Subjektive Krankheitstheorie. 28
   7.4 Psychosoziale Unterstützung („social support"). 29
8. Compliance und Nebenwirkungen der Therapie 31
9. Lebensqualität 34
   9.1 Salutogenese nach Antonovsky 35
10. Fatigue 38
11. Angst und Depression. 41
   11.1 Hospital Anxiety and Depression Scale (HADS) . . . 42
   11.2 State-Trait Anxiety Inventory (STAI) 42
   11.3 Progredienzangst-Fragebogen (PA-F) 42
12. Sexualität und Krebs 44
13. Auswirkungen auf die Familie 46

14. Begleitung in der Nachsorge.......................... 49
    14.1 Was bietet die Selbsthilfegruppe?................ 51
15. Die palliative Patientin............................. 53
    15.1 Palliativmedizin............................... 53
    15.2 Tumorschmerzen................................. 54
16. Tod und Sterben................................... 57
    16.1 Hospize....................................... 58
17. Psychotherapie und Entspannungstechniken 60
    17.1 Psychotherapeutische Techniken 60
    17.1.1 Psychoedukationsprogramme 60
    17.1.2 Kognitiv-behaviorale Therapien.............. 61
    17.1.3 Gruppentherapeutische Ansätze 62
    17.1.4 Paartherapie............................... 63
    17.1.5 Hypnotherapie nach Erickson 64
    17.1.6 Ressourcenorientierte psychoonkologische
           Psychotherapie.............................. 66
    17.1.7 Kunsttherapie............................... 66
    17.1.8 Musiktherapie 68
    17.2 Entspannungstechniken 69
    17.2.1 Funktionelle Entspannung (FE)............... 69
    17.2.2 Progressive Muskelrelaxation (PMR).......... 70
    17.2.3 Biofeedback................................ 71
    17.2.4 Autogenes Training 71
    17.2.5 Visualisierung nach Simonton 72
    17.2.6 Heileurythmie 73
18. Seelsorgerische Begleitung 74
19. Screeningmethoden................................. 76
    19.1 Psychoonkologische Basisdokumentation
         (PO-Bado) 76
    19.2 NCCN-Distress-Thermometer 77
    19.3 Fragebogen zur Belastung von Krebskranken
         (FBK-R23).................................... 77
20. Soziale Hilfen und Rehabilitation 79
    20.1 Hamburger Modell.............................. 82
21. Sport und Krebs 84
22. Weiterbildungsmöglichkeiten, Supervision für Gynäkologen 88
    22.1 Weiterbildung Psychosoziale Onkologie (WPO) ... 88

22.2 Kommunikationstraining für onkologisch tätige
       Ärztinnen und Ärzte   88
22.3 Curriculum Psychoonkologie ID-Institut Kassel   89
22.4 Fortbildungscurriculum Psychoonkologie der
       Deutsche Psychologen Akademie (DPA) in
       Verbindung mit dem ID-Institut Kassel   89
22.5 KOMPASS: Kommunikative Kompetenz zur
       Verbesserung der Arzt-Patient-Beziehung   90
23. Burn-out-Syndrom   92

Weiterführende Literatur   95
Register   103

1. Aufgaben und Ziele der Psychoonkologie

Die Aufgaben der psychoonkologischen Arbeit sind vielfältig. Sie soll Anleitung und Unterstützung bei dem Prozess der Krankheitsbewältigung mit dem Ziel geben, möglichst günstige Voraussetzungen für den Krankheitsverlauf zu schaffen. Sie soll den Kreislauf von Angst und innerer Verspannung unterbrechen, der zahlreiche Medikamentenreaktionen (z. B. Übelkeit bei Chemotherapie oder Schmerzen) verstärken kann. Sie ist das Angebot einer stützenden therapeutischen Beziehung, orientiert an den Erfordernissen von Krankheitsverlauf und medizinischen Notwendigkeiten.

Zwischenmenschliche Konflikte werden auf der Basis einer verlässlichen therapeutischen Beziehung unter Anwendung psychotherapeutischer Methoden bearbeitet.

Diese Ziele psychoonkologischer Betreuung sind verknüpft mit entsprechenden Indikationsstellungen. Wann muss in besonderem Maße an eine psychoonkologische Mitbetreuung gedacht werden? Indikationen zur psychoonkologischen Betreuung ergeben sich insbesondere für Patienten, die

- lang anhaltend depressive Symptome zeigen
- starke Angstsymptome haben
- nicht beherrschbare Schmerzen haben
- unter starken Aggressionen stehen
- Konflikte mit der Familie bzw. dem Behandlungsteam haben
- eine psychiatrische Krankengeschichte oder erkennbare Persönlichkeitsstörungen haben
- in sozial schwierigen Situationen leben
- die besonders schwer betroffen sind (Diagnose, Prognose, Therapie)
- verändertes oder ungewöhnliches Verhalten zeigen
- Suizidgedanken haben oder andere Personen bedrohen
- sexuelle Probleme äußern oder befürchten
- unentschieden/ablehnend sind oder Zweifel an der Behandlung äußern

In den meisten Fällen wirken mehrere Faktoren zusammen, so dass Belastungen kumulieren und sich gegenseitig verstärken. Wichtig in diesem Zusammenhang ist zu betonen, dass die Indikation nicht immer von der Patientin selbst gestellt wird. Obwohl der Anteil derjenigen Patientinnen, die eine solche Betreuung ausdrücklich begrüßen und als Qualitätsmerkmal einer ganzheitlichen Behandlung ansehen, auf derzeit ca. 25 % im Akutbereich anstieg, ist doch der Mehrzahl der Patientinnen eine solche Möglichkeit nicht bekannt. Hier haben die Pflegekräfte eine wichtige Brückenfunktion. Gerade unter diesem Gesichtspunkt ist die spezialisierte Weiterbildung in der Pflege zur Onkologischen Fachschwester/-pfleger oder/und im Bereich der Brustzentren zur „breast care nurse" in ihrer Bedeutung für die ganzheitliche Versorgung der onkologischen Patientinnen nicht hoch genug einzuschätzen. Psychoonkologische Angebote verbessern die Lebensqualität, Compliance und Zufriedenheit mit der Behandlung. Nebenwirkungen, Fatigue und die erlebte Hilflosigkeit werden reduziert (Petticrew et al. 2004, Jacobsen et al. 2002).

Die praktische Umsetzung der psychoonkologischen Bedürfnisse der Patientinnen in der täglichen Routine in Klinik und Praxis ist insgesamt keine leichte oder gar zufriedenstellend gelöste Aufgabe. Wahrscheinlich erhalten viele Patientinnen nicht die benötigte Hilfe im psychoonkologischen Bereich (z. B. Keller et al. 2004).

In der gynäkologischen Onkologie ist bei der Patientin mit einer tiefen narzisstischen Verletzung durch die Krebserkrankung zu rechnen. Diese ist u. a. durch die hohe Bedeutung der gynäkologischen Organe für das weibliche Selbstbild zu erklären. Zur Bedrohung durch eine potentiell tödliche Erkrankung kommt noch die Störung des Körperbildes hinzu. Reaktive Depressionen und Ängste werden postoperativ beobachtet. Störungen im Bereich von Partnerschaft und Sexualität können auftreten. Häufiger folgt der emotionale Rückzug aus sozialen Kontakten und Beziehungen mit konsekutiver Einsamkeit der Patientin. Auch heute noch ist eine Stigmatisierung Krebskranker nicht von der Hand zu weisen (Bild vom „schlechten Sterben", Schuth 1993). Die durch die Erkrankung ausgelöste Krise erfordert die Neuentwicklung von Bewältigungsstrategien. Hier erwartet die Patientin Hilfe durch die Angehörigen sowie durch den betreuenden Arzt/ Ärztin.

Die Persönlichkeit der betroffenen Patientin hat Auswirkung auf das Copingverhalten. Erfolgreiches Coping wird geleistet von Patientinnen mit ausreichenden inneren psychischen und äußeren sozialen und ökonomischen Ressourcen. Trotz hilfreicher Copingmechanismen kann jedoch deren Wirksamkeit nicht vorhergesagt werden. Im sozialen Umfeld jeder Patientin sind bestimmte Formen der Unterstützung an bestimmte Personen gebunden. Hier ist ein Netzwerk von Helfern sinnvoll, die, wenn möglich, ihre Aktivitäten koordinieren sollten.

Die Anforderung an die ärztlichen Aufgaben ist also sehr komplex. Die Patientin begegnet dem Arzt/der Ärztin häufig mit einer sehr hohen Erwartungshaltung und dem Wunsch nach Heilung. Im Prozess der Bewältigung ist ärztlicherseits bedingungslose Wertschätzung der Patientin, einfühlendes Verhalten und Echtheit gefordert. Dies kann nur in einem Rahmen umgesetzt werden, in dem Raum für bedingungslose Fragemöglichkeit geschaffen wird. Es bedarf großer Gelassenheit, auch bei wiederholten Fragen nicht die Geduld zu verlieren und die Äußerung auch negativer Gefühle zuzulassen. In organisatorischen Fragen wird von Seiten der Patientin von uns maximale Zuverlässigkeit erwartet.

Kurz gesagt: Eine Menge an schwierigen Aufgaben für die ärztliche Betreuung sind zu meistern!

In einer Gesellschaft, die Gesundheit und Leistungsfähigkeit idealisiert, haben Einschränkungen durch Krankheit wenig Daseinsberechtigung. In besonderem Maß gilt dies für die Krebserkrankung, da Tod und Sterben weiterhin gesellschaftlich tabuisierte Themen sind. Bei Überlebenden einer Krebserkrankung sind ebenfalls psychische Folgen zu beobachten. Es besteht große Verunsicherung hinsichtlich der Zukunftsplanung (sog. Damokles-Syndrom). Die Folgen der Therapie erfordern häufig die langfristige Anpassung an ein verändertes Körperbild z. B. nach Mastektomie oder gynäkologischen Operationen mit Organverlust. Die psychologische Vorbereitung auf physiologische Veränderungen wie z. B. die zu erwartende Amenorrhoe nach Hysterektomie oder der Eintritt klimakterischer Symptome nach Ovarektomie sind weitere wichtige Aufgaben des Arztes/der Ärztin.

Den Prozess des Sterbens zu begleiten, ist eine der schwierigsten Aufgaben ärztlicher Tätigkeit überhaupt. Psychische Reaktionen auf die Bedrohung des Lebens sind neben Ängsten, Depressionen und Stimmungsschwankungen auch Gefühle der Wut und Schuld. In der Familie werden oftmals schwere Kommunikationsstörungen auftreten. Schwelende Familienkonflikte können manifest werden. Diese Schwierigkeiten sind Ausdruck der Überforderung der beteiligten Personen in der Situation. Und nicht zuletzt müssen wir in unserer Rolle als ärztlich verantwortlich Handelnde an unsere eigene Psychohygiene denken.

Das vorliegende Buch soll praxisorientierte Handlungsmöglichkeiten aufzeigen und Interesse an den vielschichtigen Herausforderungen der Psychoonkologie zum Wohle unserer Patientinnen wecken. Selbstverständlich sind psychoonkologische Interventionen ergänzende Maßnahmen und kein Ersatz für die medizinische Behandlung (Larbig 1998).

2. Epidemiologie gynäkologischer Krebserkrankungen

2.1 Mammakarzinom

Das Mammakarzinom ist mit ca. 60.000 Neuerkrankungen/Jahr (Schätzung Tumorregister München TRM) das häufigste Karzinom der Frau. Jährlich sind ca. 18.000 Sterbefälle zu verzeichnen. Das 5-Jahres-Überleben beträgt 78,4 %, das 10-Jahres-Überleben 59,8 % (Gesamtüberleben) (TRM 2007).

Die wichtigsten Risikofaktoren für Brustkrebs bei Frauen sind das Alter, familiäre Belastung sowie Hormonanwendungen. An reproduktiven Faktoren sind ein niedriges Menarchealter, ein hohes Alter bei Erstparität, fehlende Stillperiode, Nulliparität und ein hohes Menopausenalter zu verzeichnen. Diese Faktoren steigern das relative Risiko (RR) auf 1,5–3. Ein hoher Body-mass-Index (BMI) erhöht das Erkrankungsrisiko in der Postmenopause. Dies wird auf eine gesteigerte Estrogenproduktion zurückgeführt.

Heute geht man davon aus, dass exogen zugeführte Estrogene zu einer Erhöhung des Mammakarzinomrisikos beitragen. Das absolute Risiko steigt kontinuierlich mit dem Alter, es beträgt in der Altersgruppe von 25–44 Jahren weniger als 0,5 %, in der Altersgruppe der über 80-jährigen 1,5–2,0 %. Bei etwa 5 % der erkrankten Frauen liegt eine Mutation der Gene BRCA 1 oder/und BRCA 2, bei 5 weiteren Prozent besteht der Verdacht auf eine Mutation bei noch nicht bekannter Genetik. Für Trägerinnen einer BRCA-Mutation ist das Risiko der Erkrankung deutlich erhöht und es sollte eine spezielle genetische Beratung und Risikokalkulation sowie die Betreuung im Rahmen eines strukturierten Früherkennungsprogramms angeboten werden. Dieses Programm steht Frauen mit nachgewiesener BRCA 1- oder 2-Mutation und Frauen aus negativ getesteten Familien mit einem hetorozygoten Risiko von >/= 20 % oder einem verbleibenden Lebenszeitrisiko von mehr als 30 % zur Verfügung (Leitlinie Mammakarzinom, AWMF-Register Nr. 032/045). Die 12 Zentren des Konsortiums „Familiärer Brust- und Eierstockskrebs" sind bundesweit an 12

Universitätskliniken gebunden und werden seit 2005 in die Regelversorgung überführt. Integriert in das Früherkennungsprogramm ist die ausführliche Beratung sowie psychoonkologische Unterstützung, da die psychische Belastung in den betroffenen Familien erheblich ist. Im Fokus der psychologischen Beratung ist nicht nur die Angst um die eigene Gesundheit, sondern auch der Umgang mit der genetischen Diagnostik (Durchführen oder Nicht-Durchführen?) sowie die Bearbeitung von Schuldgefühlen bei Genträgerinnen und negativ-getesteten Frauen gegenüber den anderen weiblichen Familienmitgliedern. Die bisherigen Studienergebnisse, die zu psychischen Auswirkungen genetischer Testung vorliegen, weisen auf eine Abnahme der Ängste hin (Lobb et al. 2004).

Kontakt:

www.brca-netzwerk.de
www.krebshilfe.de/Adressen.html

2.2 Endometriumkarzinom

Das Endometriumkarzinom nimmt in der Inzidenz unter allen Malignomerkrankungen der Frau weltweit mit jährlich 142.000 Neuerkrankungen die 7. Stelle ein. Es finden sich regionale Unterschiede in der Häufigkeit des Auftretens, wobei Nordamerika und die westeuropäischen Länder mit einer altersstandardisierten Inzidenz zwischen 9,9 und 15,0 pro 100.000 Frauen jährlich an der Spitze stehen. Das kumulative Risiko, bis zum 75. Lebensjahr an einem Endometriumkarzinom zu erkranken, wird in den USA als dem Land mit der höchsten Erkrankungsrate mit 1,7 % angegeben. Die Erkrankungshäufigkeit nimmt mit steigendem Alter zu; der Gipfel der Erkrankung liegt zwischen 75 und 80 Jahren. Jährlich sterben 42.000 Frauen weltweit an dieser Erkrankung; dies sind 1,9 % aller krebsbedingten Todesfälle bei Frauen. Das 5-Jahres-Überleben wird in den Ländern mit der höchsten Inzidenz zwischen 72 % in Europa und 84 % in den USA angegeben. In Deutschland gibt es jährlich etwa 11.300 Neuerkrankungen, damit ist das Endometriumkarzinom das vierthäufigste Malignom der

Frau. Mit 2,7 % aller krebsbedingten Todesfälle des weiblichen Geschlechts nimmt das Endometriumkarzinom in Deutschland die neunte Stelle ein.

Es gibt zwei Typen von Endometriumkarzinomen – ein östrogenabhängiges (Typ-I-Karzinom) und ein östrogenunabhängiges Karzinom (Typ-II-Karzinom). Als gesicherte Risikofaktoren in der Kanzerogenese insbesondere des Typ-I-Endometriumkarzinoms gelten die Langzeit-Einnahme von Östrogenen ohne Gestagenschutz, Hormontherapie mit einer kürzer als 12 Tage/Monat dauernden Gestagen-Gabe, Metabolisches Syndrom mit Adipositas (Body mass Index von mehr als 25 kg/m^2), Diabetes mellitus, PCO-Syndrom, eine lange Lebensphase mit Menstruationsblutungen, Nulliparität, Mammakarzinom in der Eigenanamnese, hohe Estradiolserumkonzentrationen (u. a. bei estradiol- bzw. androgensezernierenden Tumoren), Tamoxifen-Therapie und das HNPCC-Syndrom (hereditäres kolorektales Karzinom ohne Polyposis, Hereditary Non-Polyposis Colorectal Cancer, Lynch-Syndrom) als autosomal-dominant vererbte Erkrankung. Multiparität, Rauchen, körperliche Belastung, Kontrazeptiva-Einnahme und eine lebenslange sojareiche Ernährung senken das Risiko der Entstehung eines Endometriumkarzinoms.

Wichtiges hinweisendes Symptom auf ein Endometriumkarzinom ist die uterine Blutung bei postmenopausalen Frauen. Eine Variation der Intensität und Frequenz der Blutungen bei perimenopausalen Frauen ist ebenfalls verdächtig (Leitlinie Endometriumkarzinom, AWMF-Register Nr. 032/034).

2.3 Zervixkarzinom

Die Inzidenz des Zervixkarzinoms variiert weltweit zwischen 3,6 (Finnland) und 45 (Kolumbien) pro 100.000 Frauen pro Jahr. Die Inzidenz des invasiven Zervixkarzinoms ist in Deutschland, gemessen an den Zahlen des Saarlandes, von 40,0 : 100.000 1971 auf 14,1 : 100.000 2004 zurückgegangen und die Mortalität von 8,0 : 100.000 auf 4,6 : 100.000 abgefallen. Im Vergleich zum Zervixkarzinom liegt die Inzidenz der zervikalen Präkanzerosen um das 100-fache höher. Damit dürfte in Deutschland die Inzidenz schwergradiger Präkanzerosen der Cervix uteri bei ca. 1 % liegen. Daten aus Österreich zeigen, dass die Inzidenz zervikaler Präkanzerosen bei Frauen in der Altersgruppe zwischen 21 und 30 Jahren von 1985–89 im Vergleich zu 1980–84 signifikant um das 4-fache zugenommen hat. Eine ähnliche Tendenz wurde auch für eine Population in Deutschland beschrieben. Nach Hochrechnung des Robert-Koch-Instituts (Berlin) erkrankten im Jahre 2002 6.500 Frauen am Zervixkarzinom, über 1.700 Frauen starben daran. Die Mortalität des Zervixkarzinoms betrug im Jahre 2002 30 %. Das mittlere Alter bei Diagnosestellung liegt bei 52,2 Jahren. Die Altersverteilung zeigt einen ersten Gipfel zwischen 35 und 54 Jahren sowie einen weiteren ab 65 Jahren. Das mittlere Alter bei der Erstdiagnose des Zervixkarzinoms hat sich in den letzten 25 Jahren um 14 Jahre verringert. Das verhornende (squamöse) oder nicht verhornende Plattenepithelkarzinom sowie das Adeno- oder adenosquamöse Karzinom sind die häufigsten histologischen Typen. Bei ca. 80 % der Fälle liegt ein Plattenepithelkarzinom vor.

Als gesicherte Riskofaktoren für die Kanzerogenese gelten Infektionen mit high-risk humanen Papillomaviren (hauptsächlich die HPV-Typen 16, 18, 45, 31, 33, 58, 52, 35, 59, 56, 6, 51, 68, 39, 82, 73, 66 und 70). Weitere Faktoren wie Rauchen, genitale Infektionen, die Langzeiteinnahme von oralen Kontrazeptiva, hohe Parität sowie die Suppression des Immunsystems stehen in der Diskussion, ebenfalls bei High-risk-HPV-Infektion die Krebsentstehung ebenfalls zu fördern (Leitlinie Zervixkarzinom, AWMF-Register Nr. 032/033).

2.4 Ovarialkarzinom

Das Ovarialkarzinom ist mit rund 8.000 betroffenen Frauen jährlich die sechsthäufigste Krebserkrankung der Frau. Allerdings werden etwa zwei Drittel der Fälle erst in den fortgeschrittenen Stadien III und IV diagnostiziert, da keine charakteristischen Frühsymptome auftreten und kein Screening für Eierstockkrebs etabliert ist. Die Prognose des Ovarialkarzinoms ist in erster Linie abhängig vom Stadium der Erkrankung zum Zeitpunkt der Erstdiagnose. Wird das Ovarialkarzinom in einem lokal begrenzten Stadium (Stadium FIGO I) erkannt, liegt die Fünfjahres-Überlebensrate bei 80–90 %. Im Stadium FIGO II beträgt die Fünfjahres-Überlebensrate 50–60 %, im Stadium FIGO III und IV sind die Ergebnisse noch schlechter. Mehr als die Hälfte der Patientinnen mit fortgeschrittenem Ovarialkarzinom können nicht geheilt werden. Im Jahr 1998 starben in Deutschland 6.027 Frauen an einem Ovarialkarzinom. Das Ovarialkarzinom ist somit die häufigste Todesursache unter den gynäkologischen Tumoren.

Etwa 10 % der Ovarialkarzinome sind genetisch bedingt. Charakteristisch für erblich bedingte Ovarialkarzinome ist ein gehäuftes Auftreten innerhalb der Familie, meist assoziiert mit einem gehäuften Auftreten von Brustkrebs (Erblicher Brust- und Eierstockkrebs) (siehe auch Kapitel 2.1.), seltener mit einem gehäuften Auftreten von Darm- und Gebärmutterkrebs (HNPCC-Syndrom) oder anderen Tumoren (Li-Fraumeni-Syndrom). Auffällig ist in diesen Fällen ein ungewöhnlich junges Erkrankungsalter. Besteht ein erblich bedingtes Ovarialkarzinom ist eine interdisziplinäre Beratung, z. B. in einem der spezialisierten Zentren der Deutschen Krebshilfe-Konsortien „Familiärer Brust- und Eierstockskrebs" und „Erblicher Darmkrebs" anzustreben. Ziel ist die Bestimmung des individuellen Risikos und die Erörterung aller mit diesem erhöhten Risiko zusammenhängenden Fragen. Vor jeder prädiktiven genetischen Diagnostik ist eine interdisziplinäre Beratung durchzuführen. Wurde eine Keimbahnmutation in einem verantwortlichen Gen, z. B. BRCA1, BRCA2, MLH1, MSH2 oder TP53 nachgewiesen, ist das Lebenszeitrisiko für ein Ovarialkarzinom 3 bis 50fach erhöht. Dies entspricht einem Lebenszeitrisiko von bis zu 60 % an einem Ovarialkarzinom zu erkranken. Darüber hinaus ist je nach Krebs-Syndrom auch das Risiko für weitere Tumoren erhöht. Bei gesunden BRCA1- und BRCA2-Mutationsträgerinnen führt die prophylaktische beidseitige Salpingoovarektomie (PBSO) nach abgeschlossener Familienplanung zu einer Risikoreduktion um 97 % für ein Ovarialkarzinom und zu einer Risikoreduktion von etwa 50 % für ein Mammakarzinom. Nach PBSO bleibt ein Risiko von etwa 3 % für die Entwicklung eines Peritonealkarzinoms bestehen (Leitlinie Maligne Ovarialtumoren,

AWMF-Register Nr. 032/035). Das Risiko eines Ovarialkarzinoms steigt mit dem Alter an. Auch Umwelt- und Ernährungsfaktoren, sowie Infertilität und Kinderlosigkeit spielen wahrscheinlich eine Rolle. Schwangerschaften, aber auch die Einnahme oraler Kontrazeptiva senken dagegen das Risiko.

2.5 Seltenere Karzinome

2.5.1 Vulvakarzinom

Das Vulvakarzinom ist das vierthäufigste Genital-Karzinom der Frau. Es ist ca. fünfmal seltener als das Zervixkarzinom (Inzidenz 12 pro 100.000 Frauen). In Deutschland erkranken jährlich ca. 1.600 Frauen und ca. 620 starben an Vulvakarzinomen (Daten von 2004). Die Inzidenz liegt bei ca. 2,5/100.000 und die Mortalität bei ca. 1,3/100.000 (Robert-Koch-Institut 2006). In den letzten Jahrzehnten fand sich ein Anstieg der Inzidenz. In den USA wurde ein jährlicher Anstieg der Inzidenz des Vulvakarzinoms um 0,6 % zwischen 1975 und 2003 beobachtet (SEER Cancer Statistics Review). Eine andere Studie berechnete eine Steigerung der Inzidenz von 20 % zwischen 1973 und 2000. Diese Zunahme ist vor allem durch die häufigere Diagnosestellung dieser Tumore bei jungen Frauen bedingt: in einer österreichischen Studie stieg der Anteil von unter 50-jährigen Patientinnen von 6 % im Zeitraum 1985–1988 auf 16 % im Zeitraum 1994-1997, was etwa einer Verdreifachung dieses Anteils entspricht. Im Zeitraum von 1965–1974 lag der Altersgipfel bei der Diagnosestellung eines Vulvakarzinoms bei >70 Jahren. Diese Altersstruktur hat sich in der letzten Dekade mit der Entwicklung eines zweiten Gipfels um das 50. Lebensjahr verändert.

Die genauen Ursachen für die Entstehung eines Vulvakarzinoms sind weitgehend ungeklärt. Zu den Risikofaktoren gehören HPV-Infektionen. Auch andere sexuell übertragbare Infektionen wie z. B. mit Herpesviren vom Typ 2, Chlamydien und Treponema pallidum im Genitalbereich werden mit dem Vulvakarzinom in Verbindung gebracht. Sie alleine können aber kein Vulvakarzinom auslösen. Chronisch entzündliche Erkrankungen von Vulva

und Vagina erhöhen das Erkrankungsrisiko. Dazu gehören Leuko-
plakien oder auch Lichen sklerosus. Immunsupprimierte Patientinnen und Raucherinnen zeigen ebenfalls ein erhöhtes Risiko (Leitlinie Vulvakarzinom, AWMF-Register Nr. 015/059).

2.5.2 Chorionkarzinom

Schwangerschaftsassoziierte Trophoblasterkrankungen mit tropho-
blastärer Differenzierung sind insgesamt selten, jedoch häufiger
als die nicht gestationellen Formen. Für die Industriestaaten Nord-
amerikas und Europas wird für das gestationelle Chorionkarzinom
(CCA) eine Frequenz von $1:20.000$ bis $1:40.000$ Schwangerschaften angenommen. Die Inzidenz ist bei Frauen nach dem 40.
Lebensjahr erhöht. In Asien ist die Zahl gestationsbedingter Trophoblasterkrankungen mit $2:1.000$ Geburten deutlich höher. Die
gestationsbedingten Trophoblasterkrankungen (GTD) umfassen eine zytogenetisch und klinisch heterogene Gruppe von Krankheits-
bildern, die durch eine Fehldifferenzierung und/oder Proliferation
des Trophoblastepithels gekennzeichnet sind. Das klinische Spektrum reicht von benigne bis hochmaligne. Bei der malignen Form,
dem Chorionkarzinom (CCA), früher als Chorionepitheliom bezeichnet, handelt es sich um eine der aggressivsten Neoplasien
des Menschen, die unbehandelt in mehr als 90 % innerhalb
eines Jahres zum Tode der betroffenen Frau führt (Leitlinie Trophoblasttumoren, AWMF-Register Nr. 032/049).

3. Psychische Auswirkungen gynäkologischer Krebserkrankungen und Organverlust

Nicht nur in der gynäkologischen Onkologie sind wir mit den psychischen Auswirkungen des Organverlustes konfrontiert, dennoch stellen die gynäkologisch-onkologischen Patientinnen eine besondere Gruppe dar. Die existentielle Bedrohung durch die Krebserkrankung führt zur Aggravierung der psychischen Operationsfolgen.

Zur Prophylaxe psychosomatischer postoperativer Komplikationen ist die gute präoperative Vorbereitung der Patientin erforderlich. Je klarer und dringlicher die Operationsindikation für die Patientin ist, umso weniger Probleme sind zu erwarten. Je aufgeklärter die Patientin über Operationsindikation und -folgen ist, umso weniger konflikthaft wird die Operation verarbeitet. Am belastendsten wird der Zeitpunkt der Diagnosestellung erlebt. Oftmals sind die Frauen in der Ausnahmesituation, in der sie sich befinden, nicht in der Lage, das gesamte Ausmaß an Information aufzunehmen, mit dem sie konfrontiert werden. Dies ist bei der Mitteilung von Ergebnissen (z. B. der Histologie) zu berücksichtigen und ggf. ist die Weitergabe von Informationen auf mehrere Gespräche aufzuteilen.

Kommt es zu Störungen im Bewältigungsprozess, äußern diese sich zumeist als reaktive Depression und/oder Sexualstörungen. In der Behandlung negativer psychischer Operationsfolgen sind das ärztliche Gespräch gemäß der Psychosomatischen Grundversorgung und psychotherapeutische Ansätze sinnvoll.

Hilfreich bei der Prophylaxe postoperativer psychosexueller Störungen scheint die frühzeitige Aufnahme des Geschlechtsverkehrs zu sein.

Bei Organverlusten ist es erforderlich, Hilfestellung bei der Bewältigungsarbeit zu leisten. Eine kontinuierliche Betreuung und Begleitung der Patientinnen sollte angestrebt werden.

Folgende Lebensbereiche sind bei gynäkologischen Operationen betroffen und können potentiell beeinträchtigt werden:

- Organfunktion
- Sexualität und Partnerschaft
- Körperbild („body image")
- Selbstwertgefühl

Welche Frauen sind prädisponiert, Genitaloperationen ungünstig zu verarbeiten? (nach Zintl-Wiegand 1997 u. Fennesz 1991)

1. Ablehnung der weiblichen Körperfunktionen
2. Aktuelle Beziehungskonflikte
3. Verlusterlebnisse in der Biographie
4. Die „perfekte" Frau
5. Verlust des Selbstwertes durch Verlust der Fruchtbarkeit
6. Niedriger Sozialstatus
7. Wenig präoperative Vorbereitungszeit (z. B. bei Notfall-Operationen)
8. Präoperativ negative Erwartungshaltung

Wie der Verlust der Fruchtbarkeit als Operationsfolge verarbeitet wird, hängt auch von der individuellen Lebenssituation der Frau ab. Folgende Fragen können Auskunft darüber geben:

- Was für eine Bedeutung hat Fruchtbarkeit im sozialen Umfeld der Patientin?
- Ist die Familienplanung abgeschlossen?
- Finden sich in ihrer Biographie wiederholt Verlusterlebnisse?
- Ist das Erleben der Sexualität sehr an die Fruchtbarkeit gekoppelt?

Schon seit langem sind Faktoren bekannt, die Hinweise auf den individuellen Verarbeitungsmodus von operativen Eingriffen geben (Janis 1958). Ein wichtiger Parameter ist die präoperative Angst. Postoperativ komplizierte Verläufe aus psychosomatischer Sicht können gehäuft beobachtet werden, wenn die Angst sehr hoch bzw. sehr niedrig ist.

In der antiken Mythologie findet sich die Vorstellung vom Uterus als einem „wandernden" Organ, das den weiblichen Körper in „Unordnung" bringen kann. Unter anderem wurde er als Ursache der Hysterie angenommen.

Betrachtet man die Veränderungen, die die Bedeutung der Gebärmutter im Verlauf eines Frauenlebens durchmacht (z. B. Menarche, Menstruationszyklus, Schwangerschaft, Menopause), wird verständlich, dass es sich um ein stark emotional besetztes Organ handelt. Die Gebärmutter ist Teil des inneren Körperbildes der Frau (Olbricht 2002). Dieses innere Körperbild wird geprägt durch Werte und Normen, traditionelle Vorstellungen und in großem Ausmaß auch durch das Vorbild der Mutter.

Die Mehrzahl der operierten Frauen verarbeitet eine Hysterektomie unproblematisch. Es liegen jedoch empirische Beobachtungen vor, die Hinweise auf problematische Verarbeitung der Hysterektomie geben.

Auch unter Belassung der Ovarien, kann es nach Hysterektomie zu ovariellen Ausfallserscheinungen kommen. Die pathophysiologischen Mechanismen sind nicht vollständig geklärt. Auffällig ist auch, dass hysterektomierte Patientinnen früher ins Klimakterium kommen als nicht-hysterektomierte Frauen.

Die Hysterektomie wird bei der psychisch reifen Frau in der Regel keine psychopathologischen Veränderungen bewirken. Der Trauerprozess um den Organverlust und den endgültigen Verlust der Fortpflanzungsfähigkeit sowie eine Neuorientierung der weiblichen Identität findet allerdings in jedem Fall statt.

Die beidseitige Ovarektomie bedeutet ebenfalls das Ende der Fortpflanzungsfähigkeit und der ovariellen Funktion.

Die weibliche Brust ist ein sekundäres Geschlechtsorgan, das im Lauf der Jahrhunderte einen symbolischen Bedeutungswandel durchlaufen hat. In der Vorantike war die weibliche Brust Fruchtbarkeitssymbol, in der Antike vor allem ein Symbol für Schönheit (z. B. Venus von Milo). Im Frühchristentum stand sie für Leiden und Scham. In der heutigen Vorstellung verdichten sich alle genannten Aspekte: Leiden, Mütterlichkeit, Geborgenheit und sexuelle Attraktivität.

Die Brustdrüse ist ein auch von außen sichtbares Organ weiblicher Identifikation. Diese Bedeutung der weiblichen Brust in der Gesellschaft impliziert die Entwertung von Frauen, die an der

Brust operiert wurden. Nicht überraschend sind demzufolge die psychosomatischen Langzeitfolgen einer Brustoperation. Dabei geht es insbesondere um somatische Ausdrucksformen einer depressiven Reaktion (Schlafstörungen, Erschöpfung, Schwindel, Herz-Kreislaufbeschwerden). Die Auswirkungen einer Krebserkrankung auf die Sexualität werden ausführlicher in Kapitel 12 dargestellt.

3.1 Körperbild

Die Wahrnehmung des eigenen Körpers hat im Bereich der Psychologie und Psychotherapie eine Renaissance erfahren. Körperbildbezogene Themen werden auch durch die Medienpräsenz von Fitness und Gesundheit immer häufiger öffentlich diskutiert.

Anknüpfend an die Tradition der „Körperpsychologie" aus den Anfängen des letzten Jahrhunderts sind verschiedene Aspekte des Körpererlebens Gegenstand der empirischen Forschung.

Das Körperbild ist ein Teil des Selbstkonzepts. Es beschreibt das Konzept einer Person von ihrem Körper und ihre Gefühle in bezug auf ihren Körper. Selbstbewusstsein und Sexualität sind eng mit dem Körperbild verknüpft. Frauen tendieren zu einem negativeren Körperbild als Männer während die Aufmerksamkeit, die sie ihrem Körper zuwenden im Vergleich höher ist (Strauß & Richter-Appelt 1996).

Das Konstrukt des Körperbildes kommt vor allem in der operativen Therapie des Brustkrebses zum Tragen. Die Auswirkungen der möglichen operativen Verfahren auf das Körperbild und die Sexualität sowie die Weiblichkeit wurden verschiedentlich untersucht. Frühe Studien fanden, dass jede dritte Frau nach einer Mastektomie sogenanntes „maladaptives Coping" zeigt (Maguire 1975). Sexuelle postoperative Probleme sollen einerseits unabhängig von der operativen Technik sein, andererseits werden auch Studienergebnisse beschrieben, die darauf hinweisen, dass verschiedene Operationstechniken auch unterschiedliche Auswirkungen auf Körperbild und Sexualität mit sich bringen. Margolis et al. (1990) beschrieben klare negative Auswirkungen auf das Sexualleben nach Mastektomie. Wellisch et al. (1989) fanden, dass das Körperbild nach brusterhaltender Therapie oder nach Rekonstruktion weniger gestört war. Neuere Studien bestätigen diese Ergebnisse. Im Gegensatz dazu ist bei Nano et al. (2005) die Lebensqualität unabhängig vom operativen Verfahren.

Eine Studie von Neises und Sabok Sir (1995) zeigte, dass viele Frauen postoperativ sexuelle Probleme haben, die vom gewählten Operationsverfahren eher unabhängig sind. Ob im Falle einer Mastektomie eine primäre oder sekundäre Rekonstruktion durchgeführt wird, scheint eher von sekundärer Bedeutung zu sein. Generell ist es so, dass rekonstruktive Maßnahmen eher von jüngeren Frauen gewünscht und bei dieser Patientinnengruppe auch häufiger durchgeführt werden.

4. Gesprächsführung

Mittlerweile ist nachgewiesen, dass kommunikative Kompetenz erlernt werden kann und geübt werden muss, hierbei sind das direkte Üben und konstruktives Feedback entscheidende Elemente. Gleichzeitig sind es gerade die kommunikativen Aspekte der Arzt-Patient-Beziehung, die in der Ausbildung wenig gelehrt werden.

Die Patientin/Arzt-Kommunikation ist ein häufiger Anlass für eine Störung der Arzt-Patient-Beziehung, die sich in der Frauenheilkunde von der Arzt-Patient-Beziehung in anderen Disziplinen deutlich unterscheidet und deshalb hier mit ihren Besonderheiten dargestellt werden soll.

4.1 Besonderheiten der Arzt-Patientinnen-Beziehung

Jede Patientin bringt in die Behandlungssituation nicht nur ihre Krankheit als bedrängendes akutes Ereignis mit ein, sondern gleichermaßen eine Summe an Vorerfahrungen mit ihrem Körper und mit medizinischen Institutionen.

Die gynäkologische Behandlungssituation unterscheidet sich von vielen anderen medizinischen Interventionen dadurch, dass dabei ein besonders ich-naher, emotionaler Bereich berührt wird.

An den gynäkologischen Organen zu erkranken, bedeutet für die Patientin in der Regel eine große psychische Belastung. Vom Gynäkologen/der Gynäkologin erfordert dies ein besonderes Gespür für Intimität und Distanz.

Je bewusster die Arzt/Ärztin-Patientin-Beziehung gestaltet ist, umso geringer ist das Risiko, dass Grenzverletzungen zu zwischenmenschlichen Problemen führen können. Welche „Beziehungsfallen" wirksam werden können, hängt auch mit der Persönlichkeit der Ärztinnen und Ärzte zusammen. Intrapsychische Abwehrmechanismen, die unbewusst sind, können das ärztliche Verhalten gegenüber der Patientin beeinflussen. Besondere Bedeutung gewinnt das bei Patientinnen, die aus anderen Kulturkreisen stammen und uns zunächst fremd sind.

Häufig wird schon die normale körperliche Entwicklung der Frau medizinisch begleitet. Der Gynäkologe/die Gynäkologin ist hier oft Partner und Ratgeber bei Lebensentscheidungen. Durch psychosomatische Kompetenz können diese schwierigen Situationen gelöst werden.

Die Gefühle der Patientin gegenüber dem Arzt/der Ärztin werden als Übertragung bezeichnet. Die unbewusste Abwehr dieser Gefühle ist der Widerstand. Die Gefühle, die durch die Patientin im Arzt/der Ärztin ausgelöst werden, nennt man Gegenübertragung. Sie ist sowohl Ausdruck der Biographie des Arztes/der Ärztin als auch diagnostisches und therapeutisches Werkzeug in der Psychotherapie.

Die Arzt-Patientinnen-Kommunikation ist einerseits gerade in Krisenzeiten, wie sie eine Krebsdiagnose darstellt, sehr störanfällig, andererseits aber gelingt die psychische Bewältigung von Krisen auch über die Kommunikation.

4.2 Konkrete Aspekte der Gesprächsführung

Gerade im Hinblick auf die Compliance (siehe Kapitel 8) ist es wichtig, dass die Patientin sich als Partnerin in der Kommunikation erlebt. In den letzten Jahrzehnten ist der offene Umgang mit Informationen selbstverständlich geworden, dies entspricht jedoch noch nicht einer offenen Kommunikation. Im Arzt-Patientinnen-Gespräch sollten vorschnelle Identifikationsphrasen wie: „Ich verstehe Sie" oder „Das kenne ich auch" möglichst vermieden werden, da sie das gegenseitige Verständnis eher blockieren (Kappauf 2004).

Auch sollte die Patientin nicht zu positivem Denken gedrängt werden. Gerade in existentiellen Fragen droht häufig die Sprachlosigkeit und nonverbale Elemente im Gespräch spielen eine große Rolle. Im Gespräch ist es wichtig eine Handlungsperspektive (Wie geht es weiter?) aufzuzeigen.

Hoffnung kann unterstützt werden durch folgende Umstände des Gesprächs:

1. Sicherheit der Gesprächssituation
2. Seitens des Arztes Empathie und Interesse durch das Ansprechen von Emotionen, sensiblen Humor, adäquaten Körperkon-
   takt, Fragen zur Lebenssituation und Lebensgeschichte, Fragen
   zum aktuellen Krankheitserleben, Zusicherung verlässlicher
   Kompetenz, kompetente Symptomkontrolle, so dass sich die
   Patientin nicht aufgegeben fühlt
3. Unterstützung einer zweiten Meinung, Kontaktaufnahme zu
   anderen Patientinnen mit gleicher Diagnose vermitteln, Hinweis auf Selbsthilfe oder andere betroffene Gruppen, Anregungen für aktives Krankheitsverhalten und Sprechen über die
   Krankheit (Sardell und Trierweiler 1993)

Merke: Gesprächsführung kann und muss erlernt werden.

Effektive Kommunikation erfordert nicht notwendigerweise mehr
Zeit. Einfache Elemente der Gesprächsführung können dabei helfen ein schwieriges Gespräch zu strukturieren:

1. Auf verständliche und kurze Sätze achten
2. Ggf. Informationen wiederholen
3. Nachfragen, wie viel Information gewünscht wird
4. Rückfragen („read back"), ob Informationen verstanden wurden
5. Ansprechen emotionaler Reaktionen
6. Zum Nachfragen ermutigen
7. Vertrauensperson zum Gespräch mitbringen lassen
8. Merkblätter und grafische Darstellungen verwenden (z. B. zur
   Erklärung von anatomischen Fakten oder Operationen)

In der patientenzentrierten Kommunikation, die auf „Aktivem Zu-
hören" basiert, können gut folgende Aspekte der Gesprächsthera-
pie nach Rogers integriert werden:

1. Positive Wertschätzung: darunter versteht man den unbedingten
   Respekt gegenüber der Patientin und ihrer aktuellen Situation
2. Empathie: Empathie ist die möglichst weitgehende Einfühlung
   in die Erlebenswelt der Patientin, die aber um handlungsfähig
   zu bleiben nicht distanzlos sein soll.

3. Echtheit: Übereinstimmung zwischen Denken und verbaler Äußerung. Falscher Optimismus wird von der Patientin intuitiv wahrgenommen und trübt das Vertrauensverhältnis.

In jeder Arzt-Patientinnen-Beziehung gibt es neben der Diagnosemitteilung besonders schwierige Gesprächssituationen. Typische Beispiele sind (nach Reinert u. Butzke 2006)

1. die Frage nach der verbleibenden Lebenszeit bei infauster Prognose. Hier ist es uns unmöglich eine konkrete Zeitangabe zu machen, da jeder Krankheitsverlauf individuell und unterschiedlich ist. Wir müssen im Gespräch einerseits der Patientin einen zeitlichen Rahmen geben, der ihr ermöglicht, die für sie wichtigen Dinge zu regeln, aber andererseits sie nicht in die Hoffnungslosigkeit zu stürzen. Auch wenn keine Heilung mehr möglich ist, gibt es dennoch Hoffnung auf eine akzeptable Lebensqualität, auf Schmerzfreiheit und „gutes" Sterben. Und die Versicherung, dass die Betreuung auch in der letzten Lebensphase zuverlässig bleibt.

2. Die Patientin verhält sich so, als ob die ungünstige Prognose sie gar nicht erreicht. Dies wird nach Weisman (1972) als „middle knowledge" bezeichnet.

In der Arzt-Patienten-Kommunikation kommen alle Frageformen zur Anwendung und gute Fragen zu stellen gehört zu den wichtigsten Techniken der Gesprächsführung. Offene Fragen sind ein guter Gesprächseinstieg, sie können dabei behilflich sein, die Bedürfnisse der Patientinnen zu erfahren. Mit geschlossenen Fragen können vor allem Fakten erhoben werden. Vertiefende Fragen dienen der weiteren Klärung konkreter Sachverhalte. Zirkuläre Fragen sind an die weiteren anwesenden Gesprächspartner z. B. den Ehemann gerichtet („Erleben Sie diesen oder jenen Sachverhalt auch so wie Ihre Frau?"). Mit hypothetischen Fragen kann man die Patientin auf Situationen vorbereiten, die zum Zeitpunkt des Gesprächs noch nicht Realität sind z. B. „Was wäre, wenn ...".

Merke: Gute Fragetechniken sind ein zentraler Aspekt der Gesprächsführung.

5. Überbringen schlechter Nachrichten und Diagnosevermittlung

Trotz Mitteilung ungünstiger Befunde kann ein Aufklärungsgespräch bei der Patientin Gefühle der Zufriedenheit auslösen und eine günstige Krankheitsverarbeitung initiieren. Die Patientin in der Krise erwartet von uns psychosoziale Hilfe, sie erwartet vorbehaltlose Fragemöglichkeit zu bekommen sowie vorbehaltlos ihre Gefühle äußern zu können.

Da die Diagnosemitteilung am Anfang der Krankheitsverarbeitung steht und eine wichtige Funktion dabei hat, soll diese besondere Situation explizit dargestellt werden.

Merke: Die Krankheitsverarbeitung beginnt mit der Diagnosemitteilung.

Schofield et al. (2003) haben zur Diagnosemitteilung folgende Kriterien erarbeitet:

- Patientin wird auf Krebsdiagnose vorbereitet
- Gewünschte Bezugspersonen sind anwesend
- So viel Information geben, wie die Patientin möchte
- Patientenfragen werden am gleichen Tag beantwortet
- Schriftliche Informationen werden angeboten
- Klar verständliche Mitteilungen
- Arzt thematisiert Gefühle und vermittelt Sicherheit
- Das Wort „Krebs" wird verwendet
- Die Ernsthaftigkeit der Erkrankung, ihre Auswirkung auf andere Lebensbereiche und die Lebenserwartung werden thematisiert
- Zur Mitwirkung an Behandlungsentscheidungen wird ermutigt

Es gibt einige einfach zu berücksichtigende Elemente bei der Diagnosemitteilung, die diese schwierigen Gespräche für beide Seiten befriedigend verlaufen lassen.

Bei der Diagnosemitteilung (nach Köhle 1998) sollten Selbstverständlichkeiten des Umgangs beachtet werden. Das Gespräch wird vorbereitet und es ist Zeit dafür eingeplant. Möglichst sollte der verfügbare Zeitrahmen auch der Patientin klar sein. Vertraulichkeit sichern, diese wichtigen Gespräche sollten nicht zwischen Tür und Angel oder auf dem Krankenhausflur stattfinden. Am Anfang des Gesprächs sollte das Vorwissen geklärt werden, ggf. auch die subjektive Krankheitstheorie angesprochen werden (wie viel weiß die Patientin schon über die Erkrankung? Was denkt sie selber, warum sie erkrankt ist?). Der Zeitpunkt des Gesprächs ist sorgfältig zu wählen, legen Sie diese Termine möglichst nicht auf den Abend oder direkt vors Wochenende, wo kurzfristige Rückfragen schwieriger zu realisieren sind und die Patientinnen vielleicht längere Zeit auf sich gestellt sind.

Die Antworten zu reflektieren, verhindert Missverständnisse.

Das Informationsbedürfnis kann zum Zeitpunkt der Diagnosestellung sehr unterschiedlich sein. Das herauszufinden erfordert eine offene Kommunikation („how to share information?"). Hierbei sollten wir uns an den Wünschen der Patientin orientieren, ggf. im Gespräch frühere Äußerungen wiederaufnehmen und die verbalen und nonverbalen Hinweise auf Grenzen beachten. In der Gesprächsführung ist es wichtig, die Patientin das Gespräch mit steuern zu lassen, gleichzeitig Pausen zulassen und zum Fragenstellen ermutigen. Die Information muss verständlich aufbereitet sein. Im Gespräch sollte weiter Wissen vermittelt werden und geäußerte Emotionen (z. B. Weinen) aufgenommen und empathisch auf sie eingegangen werden.

Kündigen Sie das Ziel des Gesprächs an, nicht alles kann und muss in einem Gespräch geklärt werden, Fortsetzung ist erlaubt und gewünscht. Bleiben erwartete Emotionen aus, sollte auch das thematisiert werden. Auch vermutete Emotionen sollten angesprochen werden. Am Ende des Gesprächs sollten Sie Unterstützung zusichern und das weitere Vorgehen vereinbaren. Auch wenn keine unrealistischen Hoffnungen gemacht werden sollen, ist es wichtig Perspektiven auf Heilung oder Linderung aufzuzeigen.

Wenn eine kontinuierliche Betreuung trotz Interdisziplinarität in Diagnose und Therapie durch die gleichen ärztlichen Bezugspersonen realisierbar ist, wäre das sehr wünschenswert. Wichtig ist, dass übereilte Entscheidungen vermieden werden, in der Regel muss die Planung weiterer diagnostischer und therapeutischer Interventionen nicht ad hoc erfolgen. Die Akzeptanz für erforderliche Maßnahmen ist größer, wenn die Entscheidungen nicht unter großem zeitlichen Druck getroffen werden müssen. Hierzu gehört auch das Einholen einer Zweitmeinung.

Merke: Die meisten onkologischen Interventionen müssen nicht notfallmäßig erfolgen!

6. Krisenintervention

Definition Krisenintervention:

Krisenintervention ist eine kurzfristige Einflussnahme von außen, wenn sich eine Situation für ein Individuum akut bedrohlich zuspitzt. Das Ziel der Intervention ist, eine kritische Entwicklung zur möglichen Katastrophe aufzuhalten und zu bewältigen. Die Lebenskrise kann sich potenziell bis zur akuten Suizidalität steigern. Menschen, die mit dem Wissen leben müssen, eine schwere oder unheilbare Krankheit zu haben, stellen sich ebenfalls häufig die Frage, ob das Weiterleben für sie noch einen Sinn hat.

In der psychologischen, psychotherapeutischen sowie seelsorgerischen Beratungsarbeit bedeutet Krisenintervention – im Gegensatz zur langfristig angelegten Therapie – zunächst allgemein die ambulante oder klinische Betreuung und Beratung von Menschen, die durch plötzliche, massive Veränderungen ihrer Lebensbedingungen, in der Onkologie durch die Krebserkrankung, akut psychisch gefährdet sind. Sie sollen durch die professionelle Hilfe dazu befähigt werden, die Lebenskrise zu bewältigen.

Krisendienste sind in nahezu jeder größeren Stadt/Region etabliert und rund um die Uhr erreichbar. Sie arbeiten mit festen und freien Mitarbeitern, die meist auch eine therapeutische Ausbildung haben, sowie Ärzten in Rufbereitschaft zusammen. Die Träger der regional organisierten Krisendienste sind häufig Sozialverbände wie der Paritätische Wohlfahrtsverband oder der Caritasverband.

Tab. 1: Institutionen der Krisenintervention

- Krisendienste
- Telefonseelsorge
- IRC (Internet Relay Chat) und Newsgroups

Die Telefonseelsorge ist eine Institution der evangelischen und der katholischen Kirche, bei der ausgebildete Laien oder/und Psychologen eine telefonische Krisenintervention durchführen. Sie arbeiten in der Regel auch rund um die Uhr. Oft besteht hier zusätzlich die Möglichkeit zu einem brieflichen Kontakt. Die kostenfreien Rufnummern sind 0800-111 0 111 oder 0800-111 0 222. In Deutschland gibt es die Telefonseelsorge seit 1956. Wahrscheinlich wird auch in Deutschland die Möglichkeit sich über das Internet über persönliche Probleme auseinander zusetzen in Zukunft häufiger genutzt werden. Dies ist vielleicht die anonymste Art sich auszutauschen. Noch sind die Gruppen oft englischsprachig.

In der Psychotherapie gibt es mittlerweile viele etablierte Modelle der Krisenintervention. Es ist ratsam, sich mit einem Schema für den Einsatz in der täglichen Arbeit vertraut zu machen.

Schuth und Kieback (2001) empfehlen das 6-Stufenmodell der Krisenintervention nach Jacobson (1980).

Die 6 Stufen sind wie folgt charakterisiert:

1. Den Krisenanlass verstehen
2. Eine gemeinsame Krisendefinition erarbeiten
3. Gefühle dürfen und sollen ausgedrückt werden
4. Coping-Analyse
5. Coping-Modifikation
6. Resümee und Ausblick

Bei der Coping-Analyse eignen sich Fragen nach bisherigen Bewältigungsstrategien wie: „Hatten Sie schon einmal eine ähnlich schwierige Zeit in Ihrem Leben und wie haben Sie diese überwunden?".

Bei der Coping-Modifikation kommt auch die Erschließung, Nutzung und Sicherung von sozialer Unterstützung zum Tragen („Wer könnte konkret in welchem Belastungsbereich hilfreich sein?"). Auch die Auseinandersetzung mit der Frage, warum sich die Therapie „lohnt", welche Träume und Ziele realisiert werden wollen, kann zur Coping-Modifikation beitragen. Letztlich ist die Integration der Erkrankung in den Lebenskontext anzustreben: „Welchen Sinn könnte die Krankheit in Ihrem Leben haben?".

Die einzelnen Stufen der Krisenintervention sind leicht in das Arzt-Patientinnen-Gespräch zum Beispiel im Rahmen der täglichen Visite integrierbar. Wenn die akute Krise bewältigt ist, sollte im Anschluss über den Beginn einer Psychotherapie nachgedacht werden, um einem erneuten Abgleiten in die Krise vorzubeugen.

Merke: Die Entwicklung eines eigenen Schemas für die Gesprächsführung in einer Krise ist sinnvoll.

Kontakt:

www.telefonseelsorge.de
www.krisen-intervention.de
für Berlin: www.berliner-krisendienst.de

7. Krankheitsverarbeitung (Coping)

Unter Coping verstehen wir heute nach viel begrifflichem Wirr-
warr den Prozess der Auseinandersetzung des Individuums mit
einer belastenden Situation, in unserem Kontext also der Krebserkrankung. Im Copingprozess spielen Bewältigungsressourcen
eine wichtige Rolle, die wiederum stark von der Biographie mit
beeinflusst sind. Die verschiedenen Copingstile, die postuliert
wurden, und denen jeweils gute und schlechte Krankheitsverarbeitung zugeschrieben wurde, lassen sich in dieser Form nicht
durch neuere Forschungsergebnisse bestätigen (siehe unten).

Definition Coping (engl. *to cope* fertig werden mit) n: (psychol.)
Bewältigungsverhalten:

Medizinisch von Bedeutung als Krankheitsbewältigung vor allem bei Patienten mit chronischen Erkrankungen und Behin-
derungen oder zweifelhafter Prognose; erfolgreiches Coping ist
für den Verlauf vieler Erkrankungen von entscheidender Bedeutung und setzt neben der Stabilität einer therapeutischen Beziehung vor allem unterstützende Faktoren des sozialen Umfeldes
(z. B. Selbsthilfegruppen), ein von Schuldzuweisungen freies
Krankheitskonzept und ein günstiges Krankheitsverhalten vo-
raus.

7.1 Krebspersönlichkeit?

Schon in der Antike wurde darüber spekuliert, ob Krebserkrankungen durch Charakter- und Persönlichkeitseigenschaften direkt
verursacht werden können. Eine „Krebspersönlichkeit" soll un-
selbstständige und überangepasste Eigenschaften aufweisen sowie
antriebsgehemmt, defensiv und depressiv sein. Des weiteren soll
sie unfähig sein, Gefühle angemessen zu äußern (Alexithymie)

und befriedigende mitmenschliche Beziehungen zu führen. Dieses Konstrukt ist nicht haltbar (Stürmer et al. 2006, Aro et al. 2005). In der Forschung ist man vielmehr zu dem Schluss gekommen, dass einige Eigenschaften, die der „Krebspersönlichkeit" zu geschrieben wurden keine stabilen Persönlichkeitsmerkmale sind, sondern vielmehr als Folgen der Krebserkrankung zu interpretieren sind (z. B. Depression). Hier hat die Diskussion um die „Krebspersönlichkeit" allerdings den guten Effekt mit sich gebracht, dass die psychosoziale Situation krebserkrankter Menschen allgemein in den Fokus des Interesses gerückt ist (Schwarz 1994).

Merke: Es gibt keine „Krebspersönlichkeit".

7.2 Copingmechanismen

Die strikte Trennung verschiedener Copingstile in adaptives („gutes") und maladaptives („schlechtes") Coping mit möglicherweise direktem Einfluss auf Prognose und Verlauf einer Krebserkrankung ist nicht bestätigt worden. In den 80er Jahren des 20. Jahrhunderts hatten Studienergebnisse den Verdacht nahegelegt, dass „Kampfgeist", „aktives" Coping und Problemlösungsorientheit einen günstigeren Krankheitsverlauf bedingen, „passives" Coping und „persistierende Hilf- und Hoffnungslosigkeit" dagegen eine schlechtere Prognose nach sich ziehen. Dies wurde aber in neueren Untersuchungen widerlegt. Trotzdem hat auch die Copingforschung eine wichtige Rolle in der Psychoonkologie, da sie die Weiterentwicklung des Konstruktes der „Krebspersönlichkeit" hin zur Erforschung von Bewältigungsmechanismen der individuellen Krankheitsfolgen mit sich brachte.

7.3 Subjektive Krankheitstheorie

Ein weiterer Aspekt des Copings ist das Entwickeln einer subjektiven Krankheitstheorie.

Die von den Patientinnen geäußerten subjektiven Theorien der Krankheitsentstehung müssen wir sehr ernstnehmen!

Man kann davon ausgehen, dass nahezu jede Patientin eine subjektive Theorie entwickelt. Diese wird jedoch von Ärzten häufig unterschätzt, da sie selten kommuniziert wird. Die Äußerung der subjektiven Theorie sollte aber von uns als ein Vertrauensbeweis seitens der Patientin angesehen werden. Sie hat für diese die wichtige Funktion der Integration der Krankheit in den subjektiven Lebenszusammenhang und dient der Sinnfindung mit dem Ziel, die verlorengegangene kognitive Kontrolle wiederzuerlangen. Besteht eine große Diskrepanz zwischen medizinisch-professionellen Theorien und der subjektiven Theorie der Patientin kann sich dies negativ auf die Compliance mit der Therapie auswirken.

Nach Schuth (2002) wird die subjektive Ursache bei Mammakarzinompatientinnen vor allem im individuell-psychischen Bereich, in chronisch-belasteten Partnerbeziehungen sowie in Umweltbedingungen gesehen. Daraus folgt, dass diese Patientinnengruppe auch in einem sehr hohen Prozentsatz paramedizinische Hilfe annimmt und dies keineswegs immer im ärztlichen Gespräch erwähnt (Reichle 1995).

Merke: Die subjektive Krankheitstheorie hat eine wichtige Funktion bei der Krankheitsverarbeitung.

Eng miteinander verknüpft sind die Themen von Kausalität, Verantwortung und Schuld (Schwarz 2001). Gerade bei Frauen ist die subjektive Theorie oft mit Schuldgefühlen über schlecht oder falsch gelebtes Leben verbunden.

7.4 Psychosoziale Unterstützung („social support")

Unter dem Überbegriff der psychosozialen Unterstützung („social support") verbergen sich eine ganze Reihe von Aspekten, die positiv zur Krankheitsverarbeitung beitragen. Man versteht darunter das Mitleiden der Bezugspersonen mit der Betroffenen, Spenden von Trost und Empathie.

Frauen mit einem funktionierenden sozialen Netzwerk geht es besser, sie sind weniger depressiv (Haan et al. 2002). Leszcz (2004) fand einen klaren Zusammenhang zwischen sozialer Unterstützung und Krankheitsbewältigung. Auch Stressreaktionen werden durch psychosoziale Unterstützung gemindert (Turner-Cobb et al. 2000).

Soziale Unterstützung findet sich in der Familie, dem Partner kommt hier bei einer guten Beziehung die wichtigste Rolle zu, aber auch in Netzwerkfunktionen, die z. B. durch eine Selbsthilfegruppe entstehen können. Allerdings darf auch die Belastung der Familie durch die Krebserkrankung nicht unterschätzt werden. Hier bieten Angehörigengruppen eine Möglichkeit der Unterstützung des sozialen Netzwerks.

Merke: Psychologische Faktoren spielen in der Krebsentstehung keine Rolle, haben aber Einfluss auf den Krankheitsverlauf und die Lebensqualität.

8. Compliance und Nebenwirkungen der Therapie

In der Medizin spricht man von der Compliance des Patienten als Oberbegriff für das kooperative Verhalten des Patienten im Rahmen der Therapie. Der Begriff kann auch als Therapietreue übersetzt werden. Eine gute Compliance entspricht dem konsequenten Befolgen der ärztlichen Ratschläge. Im allgemeinen trägt es zu einer besseren Compliance bei, wenn die Patientin

- von einer allgemeinen Krankheitsanfälligkeit überzeugt ist
- sich ihrer Erkrankung gegenüber für besonders anfällig hält
- die Ernsthaftigkeit ihres Leidens erkennt
- an die Wirksamkeit der Therapie glaubt
- mit der medizinischen Betreuung zufrieden ist
- von ihren Angehörigen in ihrem Befolgungsverhalten unterstützt wird
- es nicht wagt, die Ratschläge des Behandlers nicht zu befolgen.

Die Compliance kann durch Psychoedukation verbessert werden. Auch die Teilnahme an einer Gruppe kann Patientinnen motivieren Behandlungsmaßnahmen durchzuführen (z. B. Wyszynski 1990). Günstige psychosoziale Bedingungen wirken sich ebenfalls günstig auf die Compliance aus (Spiegel und Kato 2000). Zunehmendes Wissen und verminderte Angst können ebenfalls die Compliance positiv beeinflussen. Dies ist besonders erforderlich bei den zum Teil über Jahre bestehenden therapeutischen Maßnahmen (z. B. antihormonelle Therapie beim Mammakarzinom). Fünf Jahre oder mehr können eine sehr lange Zeit sein, besonders wenn Nebenwirkungen der Behandlung auftreten!

Psychotherapeutische Interventionen wirken angstmindernd und wissensvermehrend. Es wird angenommen, dass die Non-Compliance, also die fehlende Kooperation mit behandlungsbedingt erforderlichen Maßnahmen, bei onkologischen Therapien hoch ist. Es wird vermutet, dass Non-Compliance häufig mit Unsicherheit über die Erkrankung vergesellschaftet ist (Lerman et al 1991). Besteht eine große Diskrepanz zwischen der subjektiven Theorie der Patientin und medizinischen Ätiologiekonzepten ist mit negativen Auswirkungen auf die Compliance mit der Therapie zu rechnen. Aber die Non-Compliance kann auch aus kommunikativen Defiziten zwischen Arzt und Patientin resultieren. Nach der Selfeffectiveness hypothesis (Selbsteffektivitäts-Hypothese) wird das Verhalten von Menschen durch ihren Glauben an die Fähigkeit, ein bestimmtes Ziel zu erreichen, bestimmt (Spiegel und Kato 2000). Wird an eine Therapie nicht geglaubt, dann ist auch die Gefahr der Non-Compliance erhöht.

Im Zusammenhang mit der Compliance ist der Begriff des „Shared decision making" (Partizipative Entscheidungsfindung) von zunehmender Bedeutung. Darunter verstehen wir in der Medizin die Interaktion bzw. Kommunikation zwischen Arzt und Patient, die darauf zielt, zu einer von Patient und Arzt gemeinsam verantworteten Übereinkunft über eine angemessene medizinische Behandlung zu kommen. Zu den Kernelementen des „Shared decision making" gehört u. a. eine partnerschaftliche Beziehung zwischen Patient und Arzt mit möglichst gleichem Informationsstand über Wahlmöglichkeiten bezüglich einer medizinischen Entscheidung. Dabei sollen Arzt und Patient ihre Entscheidungskriterien aktiv und gleichberechtigt in den Abwägungs- und Entscheidungsprozess einbringen und partnerschaftlich für die Entscheidung Verantwortung übernehmen. Rechtlich gesehen hat der Patient jedoch das Selbstbestimmungsrecht. Das „Shared decision making" löst das traditionelle paternalistische Modell ab, das durch die Autorität und alleinige Entscheidungssouveränität des Arztes charakterisiert ist.

Aber: „Shared decision making" bedeutet nicht, die Patientin mit der Entscheidung allein lassen!

Nachwirkungen der adjuvanten Therapie können noch lange Zeit nach deren Abschluss fortbestehen. Denkbar ist beispielsweise die Chronifizierung mittels klassischer Konditionierung (Spiegel und Kato 2000). Einen sehr hohen Stellenwert in diesem Kontext hat auch die anhaltende Fatigue nach Chemotherapie (siehe Kapitel 9), die im besonderen Maße die Lebensqualität reduziert und deren Entstehungsmechanismen letztlich immer noch unklar sind. Nach Chemotherapien persistieren außer der Fatigue häufig über lange Zeit neuropathische Schmerzen (vor allem nach taxanhaltiger Therapie) und das Hand-Fuß-Syndrom.

Nicht außer Acht lassen darf man außerdem die direkten Nebenwirkungen der in der Regel über Jahre erfolgenden antihormonellen Therapie beim Mammakarzinom. In der nachfolgenden Tabelle werden die Nebenwirkungen zusammengefasst, die negative Auswirkungen auf die Lebensqualität mit sich bringen.

Tab. 2: Ausgewählte Nebenwirkungen der antihormonellen Therapie beim Mammakarzinom

- Hitzewallungen
- Schlafstörungen
- Nervosität, Reizbarkeit
- Knochenschmerzen
- Libidoverlust
- Haarverlust
- Hauttrockenheit
- Müdigkeit
- Konzentrationsstörungen

Über Nebenwirkungen und den Sinn der adjuvanten Therapie sollte möglichst schon vor Beginn der Therapie mit den Frauen gesprochen werden. Die Akzeptanz dieser unangenehmen Begleiterscheinungen kann dadurch positiv beeinflusst sowie das Vertrauen in die Arzt-Patient-Beziehung durch eine größtmögliche Offenheit geschützt werden. Ungünstig sind Verläufe, in denen die Patientin darüber klagt, keiner habe diese schlimmen Auswirkungen mit ihr im Vorfeld besprochen. Nächste Konsequenz ist dann oft das Absetzen der adjuvanten Medikation. Zur Verbesserung der Compliance können auch andere Berufsgruppen beitragen. Onkologische Pflegekräfte z. B. „Breast care nurses" haben hier häufig eine gute unterstützende Funktion.

Merke: Besprochene Nebenwirkungen wirken sich günstig auf die Compliance aus.

9. Lebensqualität

Nach der WHO-Definition ist Lebensqualität die subjektive Wahrnehmung einer Person über ihre Stellung im Leben in Relation zur Kultur und den Wertsystemen, in denen sie lebt und in Bezug auf ihre Ziele, Erwartungen, Standards und Anliegen (WHO 1993). Mehrere Autoren betonen, dass Lebensqualität weniger die objektive Verfügbarkeit von materiellen und immateriellen Dingen umfasst, sondern den Grad, mit dem ein vom Einzelnen erwünschter Zustand an körperlichem, psychischem und sozialem Befinden auch tatsächlich erreicht wird. Lebensqualität ist nach allgemeiner wissenschaftlicher Auffassung ein multidimensionales Konstrukt, das nicht direkt erfasst, sondern nur in seinen Teilbereichen über Indikatoren abgebildet werden kann.

Die gesundheitsbezogene Lebensqualität hat sich mittlerweile in der Onkologie als Zielkriterium für den Erfolg von Interventionen fest etabliert. Sie ist nicht linear abhängig von der Schwere der Erkrankung (Lebensqualitätsparadoxon nach Herschbach). Soziale Unterstützung verbessert die Lebensqualität und wirkt sich auf die Überlebensraten positiv aus. Die Lebensqualität kann durch verschiedene Fragebögen erfasst werden. Häufig angewendet werden der EORTC (European Organisation for Research and Treatment of Cancer) QLQ-C30 (Aaronson et al. 1993) als Selbstbeurteilungsinstrument, das aus einem Kernfragebogen besteht, der mit verschiedenen weiteren Modulen ergänzt werden kann, oder die FACT-Skalen (Functional Assessment of Cancer Therapy) (Cella et al. 1993), die in gleicher Weise konzipiert sind.

Wie eine Krise oder ein traumatisches Erlebnis verarbeitet wird, hängt wahrscheinlich auch von der Resilienz der betroffenen Person ab. Unter Resilienz (von lat. *resilire* „zurückspringen" „abprallen", deutsch Widerstandsfähigkeit) wird die Fähigkeit verstanden, auf die Anforderungen wechselnder Situationen flexibel zu reagieren und auch anspannende, erschöpfende, enttäuschende oder sonst schwierige Lebenssituationen zu meistern. Es konnte

eine Reihe von Faktoren identifiziert werden, die es Erwachsenen
ermöglichen, ein Trauma zu verarbeiten:

- Sie gehen mit Stress effektiv um.
- Sie haben gute Problemlösungsfähigkeiten.
- Bei Problemen bitten sie um Hilfe.
- Sie glauben, dass es Möglichkeiten gibt, mit Lebensproblemen umzugehen.
- Ihre Beziehungen zu Freunden und Familienmitgliedern sind eng.
- Mit Freunden und Familie sprechen sie über das Trauma und ihre Gefühle.
- Sie sind spirituell/religiös eingestellt.
- Statt als „Opfer" sehen sie sich als Überlebende.
- Sie helfen Anderen.
- Sie versuchen, dem Trauma etwas Positives abzugewinnen.

Die im Zusammenhang mit der Resilienz gefundenen Reaktions-
weisen entsprechen teilweise auch den für die Krankheitsverarbeitung als günstig angesehenen adaptiven Copingmechanismen.

Wie beim Coping trägt auch die soziale Unterstützung durch
Freundeskreis und Familie zur Resilienz bei. Obwohl die Beziehung im Kern unklar bleibt, scheint gesichert, dass soziale
Unterstützung sich positiv auf das Überleben auswirkt (Spiegel
und Kato 2000). Es wird vermutet, dass es zu Interaktionen zwischen Erlebenswelt, endokrinen und immunologischen Systemen
kommt.

Merke: Resilienz ist die Psychische Widerstandsfähigkeit eines
Individuums.

9.1 Salutogenese nach Antonovsky

Das Wort Salutogenese bedeutet so viel wie die Entstehung von
Gesundheit. Der israelisch-amerikanische Medizinsoziologe Aaron
Antonovsky (1923–1994) prägte den Ausdruck in den 1970er

Jahren als komplementären Begriff zu Pathogenese. Nach dem Sa-
lutogenese-Modell ist Gesundheit kein Zustand, sondern als Prozess zu verstehen. Antonovsky wertete 1970 eine Erhebung über
die Adaptation von Frauen verschiedener ethnischer Gruppen an
die Menopause aus. Eine Gruppe war 1939 zwischen 16 und 25
Jahre alt gewesen und hatte sich zu dieser Zeit in einem national-
sozialistischen Konzentrationslager befunden. Ihr psychischer und
körperlicher Gesundheitszustand wurde mit der einer Kontrollgruppe verglichen. Der Anteil der in ihrer Gesundheit nicht be-
einträchtigten Frauen betrug in der Kontrollgruppe 51 %, im Vergleich zu 29 % der KZ-Überlebenden. Nicht der Unterschied an
sich, sondern die Tatsache, dass in der Gruppe der KZ-Überlebenden 29 % der Frauen trotz der unvorstellbaren Qualen eines
Lagerlebens mit anschließendem Flüchtlingsdasein als körperlich
und psychisch „gesund" beurteilt wurden, war für ihn ein uner-
wartetes Ergebnis.

Diese Beobachtung führte ihn zu der Frage, welche Eigenschaften und Ressourcen diesen Menschen geholfen hatten, unter den
Bedingungen der KZ-Haft sowie in den Jahren danach ihre körperliche und psychische Gesundheit zu erhalten. So brachte Antonovsky die Frage nach der Entstehung von Gesundheit in die
Wissenschaft ein. Er gab auch eine Antwort auf diese Frage nach
der „Salutogenese" – sein Konzept der Entstehung von Gesundheit. Ins Zentrum seiner Antwort auf die Frage „Wie entsteht Gesundheit?" stellt Antonovsky den „sense of coherence" (SOC), das
Kohärenzgefühl. Darunter wird folgendes verstanden: „eine globale Orientierung, die ausdrückt, in welchem Ausmaß man ein
durchdringendes, dynamisches Gefühl des Vertrauens hat, dass
die Stimuli, die sich im Verlauf des Lebens aus der inneren und
äußeren Umgebung ergeben, strukturiert, vorhersehbar und er-
klärbar sind; einem die Ressourcen zur Verfügung stehen, um
den Anforderungen, die diese Stimuli stellen, zu begegnen; diese
Anforderungen Herausforderungen sind, die Anstrengung und En-
gagement lohnen." (Antonovsky 1997) .

Nach Antonovsky wird in der Salutogenese nicht der Leidens-
weg einer Krankheit betont, sondern das Gesundheitspotenzial
von Stressoren. In jedem Ereignis liegt somit eine Chance zur ge-

sundheitlichen Entwicklung. Sogar Krankheitssymptome können so aufgefasst werden. Zum Beispiel ist akuter Schmerz in dieser Sicht ein somatisches Warnsignal. Der Körper macht darauf aufmerksam, dass etwas nicht in Ordnung ist. Bespiel: Eine Verspannung im Schulter-Nacken-Bereich ist danach nicht die Ursache, sondern auch nur ein Symptom. Als Auslöser ließe sich zum Beispiel Stress nennen. Damit ist aber immer noch nicht die Ursache gefunden. Diese ließe sich beispielsweise psychologisch gesehen in einer rigiden Persönlichkeitsstruktur finden.

Literatur:

Antonovsky A, Franke A: Salutogenese: zur Entmystifizierung der Gesundheit. dgvt-Verlag, Tübingen 1997

10. Fatigue

Unter Fatigue (franz.: Müdigkeit) versteht man eine anhaltende Erschöpfung und Leistungsschwäche, die auch nach Abschluss der Therapie persistiert. Die Erschöpfung geht über eine normale Müdigkeit weit hinaus. Die Ätiologie ist unklar, wahrscheinlich ist die Genese multifaktoriell auf der Grundlage eines bio-psycho-sozialen Modells. Fatigue ist eine der häufigsten Begleitsymptome, über die Krebspatienten während oder nach ihrer Erkrankung und Behandlung klagen. Nicht alle sind jedoch gleichermaßen betroffen, es gibt nicht wenige Patientinnen, die gar nicht unter Fatigue leiden. Die Angaben zur Häufigkeit von Fatigue schwanken dementsprechend stark zwischen 14 und 96 Prozent der Betroffenen. Eine wichtige Rolle spielt die Art der jeweiligen Krebserkrankung und der Behandlung. Besonders oft tritt Fatigue bei Leukämien, Lymphomen und metastasiertem Brustkrebs auf. Das Auftreten und die Dauer von Fatigue sind außerdem abhängig von der Ausgangssituation vor der Behandlung, dem Lebensalter der Patientin und in entscheidendem Maße auch von ihrer psychischen Grundhaltung. Dabei sind Menschen mit einer bekannten depressiven Erkrankung oder labilerem Gemütszustand anfälliger als Menschen ohne eine depressive Periode in der Vorgeschichte. Nicht nur bei diesen Erkrankungen steht die Fatigue außerdem häufig in engem Zusammenhang mit einer Chemo- oder Strahlentherapie. Interessanterweise wird die Fatigue von Tumorpatienten als die im Alltag mit Abstand am meisten beeinträchtigende Einschränkung empfunden (Stone et al. 2000). Konzentrationsprobleme bei oder nach Chemotherapie werden auch als mögliche neurologische Begleiterscheinung der Therapie diskutiert („Chemo-Fog"; „Chemo-Brain").

Tab. 3: Mögliche Ursachen der Fatigue

- Anämie
- Chemotherapie
- Strahlentherapie
- Operationen
- Umweltfaktoren
- Soziale Faktoren
- Psychische Faktoren

Zu den angewandten Behandlungsansätzen gehören medikamentöse und nicht-medikamentöse Maßnahmen. Bei Anämie wird die Normalisierung des Hb durch Gabe von Erythrozytenkonzentraten oder Erythropoetin-Injektionen angestrebt. Symptomatische Depressionen sollten ebenfalls medikamentös eingestellt werden. Die nicht-medikamentösen Maßnahmen enthalten physio- und psychotherapeutische Ansätze.

Tab. 4: Nichtmedikamentöse Behandlung der Fatigue (modifiziert nach Baumann 2008)

- Körperliches Training
- Entspannungstraining
- Gedächtnistraining
- Künstlerische Therapien (Tanz, Musik, Kunst)
- Tagebuch führen
- Beratung, Counselling, Selbsthilfe
- Psychotherapie

Aus mittlerweile reichlich vorhandenem Informationsmaterial kann sich die betroffene Patientin mit Hintergrundinformationen versorgen. Eine weitere supportive Möglichkeit bieten Selbsthilfegruppen.

Das Ausmaß der Fatigue kann auch mit Hilfe von Fragebögen erfasst werden. Es wird in Lebensqualitätsfragebögen (z. B. EORTC QLQ-C30 oder FACT-F) teilweise mit erhoben.

Spezifische Fragebögen sind z. B. der Brief Fatigue Inventory (BFI) (Mendoza et al. 1999), mit 9 Items gut als Screeninginstrument geeignet, und der Multidimensional Fatigue Inventory (MFI-20) (Smets et al. 1995), der 20 Items umfasst. Beide Fragebögen sind auf Deutsch und Englisch erhältlich.

Merke: Fatigue wird in seiner negativen Auswirkung häufig unterschätzt.

Kontakt:

Deutsche Fatigue Gesellschaft e.V. (DfaG), Köln
Tel 0221/9311596
e-mail: info@deutsche-fatigue-gesellschaft.de
www.deutsche-fatigue-gesellschaft.de

11. Angst und Depression

Angst und Depression sind häufige psychische Reaktionen im Rahmen einer Krebserkrankung. Durchschnittlich jeder vierte Krebspatient leidet zu einem bestimmten Zeitpunkt im Krankheitsverlauf an einer depressiven Verstimmung, Angst- oder Anpassungsstörung (Sellick und Crooks 1999). Unter einer hohen Stressbelastung leiden ca. 1/3 aller betroffenen Patienten. Die psychische Befindlichkeit der Patientin ist naturgemäß eng mit der Diagnose, dem Krankheitsverlauf, der aktuell durchgeführten Behandlung und den dadurch zusätzlich entstehenden familiären, beruflichen und sozialen Belastungen verknüpft. Die Ziele psychoonkologischer Intervention unterscheiden sich von den Zielen der Psychotherapie bei psychischen Störungen körperlich Gesunder. Bei Krebspatienten dienen sie vor allen Dingen der Symptomentlastung, der Verbesserung der Lebensqualität, der Unterstützung bei der Krankheitsverarbeitung sowie realen Hilfen zum Leben mit den krankheitsbedingten Einschränkungen und der vorhandenen realen Bedrohung durch die Erkrankung. Aus dem gesagten ergibt sich, dass auch für die Erfassung von psychischen Problemen Krebserkrankter es wünschenswert wäre, spezifische Instrumente zu entwickeln. Vor allem wissen wir, dass nur bei einem geringen Teil von Krebspatienten das Ausmaß der psychosozialen Belastung früh erkannt und einer angemessenen Behandlung zugeführt wird (z. B. Passik et al. 1998). Versorgungsleitlinien, die in den angloamerikanischen Ländern vorliegen, können hier hilfreich sein. Dass heutzutage immer noch eine Stigmatisierung durch die Krebserkrankung vorliegt, erschwert die Kommunikation über zusätzliche psychosoziale Belastungen mit den Behandelnden und führt zu dem Nicht-Wahrnehmen vorhandener Unterstützungsangebote. Auf Seiten der Behandler bestehen häufig Defizite an kommunikativen Fertigkeiten sowie die Angst, dass das Ansprechen psychosozialer Probleme mit einem enormen Zeitaufwand verbunden sein könnte. Letztendlich fehlen auch Kenntnisse über die Möglichkeiten der psychosozialen Intervention.

Nach den Versorgungsstandards des National Comprehensive Cancer Networks (2004) sollen psychische Belastungen in allen Krankheitsstadien frühzeitig erkannt, beobachtet, dokumentiert und behandelt werden. Alle Patienten sollen bei der ersten Konsultation auf psychische Belastungen hin untersucht werden (Screening). Eine Screeninguntersuchung sollte dabei Art und Ausmaß der Belastung erfassen.

11.1 Hospital Anxiety and Depression Scale (HADS)

Die HADS (Zigmond und Snaith 1983) ist ein Screeninginstrument zur Erfassung von Angst und Depressivität bei Erwachsenen mit körperlichen Erkrankungen und zählt zu den am weitesten verbreiteten Fragebögen bei Krebspatienten. Man muss jedoch berücksichtigen, dass die HADS nicht spezifisch für Krebspatienten entwickelt wurde und u. a. aus diesem Grund auch bestimmte Symptome wie Gefühle von Hilf- und Hoffnungslosigkeit, Schuld und geringer Selbstwert nicht erfasst werden. Die Fragebögen liegen in Deutsch und Englisch vor.

11.2 State-Trait Anxiety Inventory (STAI)

Das STAI (Laux et al. 1981) misst mit insgesamt 40 Items die situative Angst (State-Angst) und die Angst als Persönlichkeitsmerkmal (Trait-Angst). Es gibt auch eine Kurzform mit 6 Items. Das STAI wird vor allen Dingen in psychoonkologischen Studien eingesetzt und weniger als Screening für Behandlungsbedürftigkeit verwendet.

11.3 Progredienzangst-Fragebogen (PA-F)

Mit dem PA-F (Herschbach et al. 2005) wird die Angst vor dem Fortschreiten der Erkrankung erfasst, die eine besondere Belastung für Krebspatienten darstellt. Der Fragebogen besteht aus 43 Items, die 5 Subskalen bilden. Der Fragebogen ist spezifisch für Krebspatienten und liegt in Deutsch und Englisch vor.

Die rasche Erfassung einer depressiven Erkrankung ist mit dem 2-Fragen-Test möglich, der eine hohe Sensitivität von 96 % aufweist (Whooley et al. 1997):

• Fühlten Sie sich im letzten Monat häufig niedergeschlagen, traurig, bedrückt oder hoffnungslos?
• Hatten Sie im letzten Monat deutlich weniger Lust und Freude an Dingen, die Sie sonst gerne tun?

Werden beide Fragen mit „Ja" beantwortet, ist die klinische Erfassung der formalen Diagnosekriterien einer Depression (ICD-10 F 32.0) notwendig, denn nur durch sie kann eine richtige Diagnose gestellt werden. Denkt man bei einer Patientin über die medikamentöse Einstellung einer symptomatischen Depression nach, sind Arzneimittelinteraktionen im Zusammenhang mit der onkologischen Therapie zu beachten. Hier ist besonders auf die gemeinsame Metabolisierung über Cytochrom P-450 zu achten, z. B. wird die Wirksamkeit von Tamoxifen durch gleichzeitige Gabe eines Serotoninwiederaufnahmehemmers (SSRI) reduziert. Eine mögliche Alternative stellt Venlafaxin (Trevilor®) dar.

Die medikamentöse Einstellung sollte sich an den Leitsymptomen der Depression wie Schlafstörungen, Antriebsschwäche, Agitiertheit und der antitumoralen Medikation orientieren.

Als angstlösende Akutmedikation eignet sich Lorazepam (Tavor® 1–2 mg).

Wahrscheinlich ist die häufigste psychische Störung im Zusammenhang mit einer Krebserkrankung die Anpassungsstörung (ICD-10 F 43.0) (Herschbach und Heußner 2008).

Sehr viel seltener führt eine Krebserkrankung zu einer Posttraumatischen Belastungsstörung (ICD-10 F 43.1), die in der Regel eher im Rahmen von traumatisch erlebten Ereignissen wie Krieg, Folter, Misshandlung und sexueller Traumatisierung auftritt.

Merke: Bei antidepressiver Medikation Medikamenteninteraktionen bedenken!

12. Sexualität und Krebs

Die Sexualität ist ein integraler Bestandteil der Persönlichkeit und des Selbstkonzepts. Sie existiert in allen erdenklichen Kontexten und Ausdrucksformen und steht in direkter Beziehung zum Wohlbefinden und zur Gesundheit. Dennoch wird sie wenig von Ärzten thematisiert (Henson 2002).

Beeinträchtigungen der sexuellen Funktion als Auswirkung der operativen oder medikamentösen Therapie sind bei einer Krebserkrankung häufig zu beobachten. Einschränkungen der Fertilität müssen z. B. nach Chemotherapien in Kauf genommen werden. Projekte wie z. B. Fertiprotekt (Netzwerk für fertilitätsprotektive Maßnahmen bei Chemo- & Strahlentherapie) befassen sich mit dieser Problematik und können teilweise Abhilfe schaffen.

Inwieweit das Trauma der Mastektomie die Sexualität nachhaltig beeinträchtigt, darüber gibt es widersprüchliche wissenschaftliche Ergebnisse. Das Körperbild steht in enger Wechselwirkung mit Sexualität und ist stark beeinflusst von Umfeld und Gesellschaft. Auftretende Krankheiten und die konsekutive Therapie können das Körperbild negativ beeinflussen. In bezug auf das Mammakarzinom ist die Situation der Partner wenig erforscht. In 12 % kommt es zu Trennungen, die meist durch die Männer initiiert werden (Walsh et al. 2005). 35 % der Patientinnen erleben ihre Partner als nicht emotional verfügbar (Walsh et al. 2005). Eine Mastektomie belastet die sexuelle Funktion stärker als das brusterhaltende Vorgehen (z. B. Stead 2003), während zwischen primärer und sekundärer Rekonstruktion wahrscheinlich kein wesentlicher Unterschied besteht. Hier ist die Literatur nicht eindeutig (siehe auch Kapitel 3). Ein Viertel der Patientinnen berichten eine Beziehungsbelastung durch die Diagnosestellung, 60 % berichten eine reduzierte sexuelle Lebensqualität (Beckjord & Compas 2007). Häufig werden präexistente Beziehungskonflikte manifest und bei den Partnern dominieren Gefühle der Hilflosigkeit. Es wird jedoch auch beobachtet, dass die Beziehung enger und die Nähe zwischen den Partnern größer wird. Negative Auswirkungen sind jedoch in allen Erkrankungsphasen möglich. Vor der Behandlung nimmt die Libido meist ab, die existentielle Bedrohung prädominiert. Während der Therapie leidet die Libido unter den Nebenwirkungen der Therapie. Nach der Behandlung persistieren bei 50 % die negativen Folgen (Burbie & Polinsky 1992). Als Prädiktoren für die sexuelle Zufriedenheit im Zusammenhang mit einer Krebserkrankung sind die psychologische Belastung vor Diagnosestellung, die Zufriedenheit in der Partnerbeziehung und emotionale Unterstützung durch den Partner sowie die Zufriedenheit mit der Sexualität vor Diagnosestellung anzusehen. Interessanterweise sind diese Beobachtungen altersunabhängig (Beckjord & Compas 2007). In der Praxis sollten Sie zunächst daran denken Sexualität zu thematisieren, dem Paar gemeinsame Gespräche anbieten sowie über negative Auswirkungen der Medikamente (Chemotherapeutika/Antihormone) in bezug auf die Sexualfunktion explizit aufklären. Die Männer können durch die Teilnahme an Partner-Selbsthilfegruppen ebenfalls Unterstützung erfahren. Besonderes Augenmerk sollte auf Frauen mit vorbestehenden psychischen Problemen gerichtet werden (insbesondere Patientinnen mit Ängsten/Depressionen), da diese bis zu 45 % unter sexuellen Funktionsstörungen leiden (Henson 2002). Über eine erhöhte Inzidenz von Infektionen in Folge der Immunsuppression (vaginale Candidosen, Herpes, HPV) ist im Aufklärungsgespräch zu denken (Hordern 2000). Bei persistierenden Problemen ist die Weiterleitung zur Sexualtherapie angeraten. In der Gesprächsführung sollten offene Fragen sowie Fragen nach positiven Aspekten der Sexualität in den Vordergrund gestellt werden, Fragen nach Funktionsausfällen dagegen eher vermieden werden. Die Erfassung von Risikofaktoren (siehe Kapitel Screening) ist ebenso sinnvoll wie die Beurteilung der Lebensqualität im Verlauf (Leitlinie Mammakarzinom, AWMF-Register 032/045).

Merke: Bei onkologischen Patientinnen bleibt Sexualität ein wichtiger Aspekt der Lebensqualität.

Kontakt:

www.fertiprotekt.de

13. Auswirkungen auf die Familie

Mindestens ein Drittel der an Brustkrebs erkrankten Frauen haben Kinder, die noch zu Hause leben (Schätzung des Robert-Koch-Instituts). Allein beim Mammakarzinom sind demnach 26.000 Kinder jährlich neu betroffen, dabei liegt in 96 % aller Familien die primäre Versorgungsverantwortung bei der Mutter. Die Kinder leiden unter den physischen wie den psychischen Folgen der Erkrankung ihrer Eltern und besitzen „feine Antennen" für deren Befindlichkeit. Die Mitteilung der Krebserkrankung der Mutter an die Kinder ist für diese ein sehr schwieriger Moment. Tiefe Ängste werden mobilisiert.

In diesem Kontext ist die offene und altersgemäße Kommunikation sehr schwierig. Es scheint so zu sein, dass 20 % der Kinder zum Zeitpunkt der Operation keine Information über die Erkrankung erhalten (Barnes et al. 2000) und die Eltern (und sicherlich auch die behandelnden Ärzte) die Belastung der Kinder unterschätzen (Senf & Rak 2004). Darüber hinaus existieren strukturelle Versorgungsdefizite und es gibt nur wenige spezialisierte Beratungsstellen. Häufiger sind Eigeninitiativen von Patientinnen oder Kliniken sowie Organisation im Rahmen der Selbsthilfe oder in Projekten der Deutschen Krebshilfe. Auf wissenschaftlicher Ebene fehlen systematische Interventionsstudien. Wir wissen jedoch, dass die Belastung bei Desinformation steigt. Sie führt zu einer Beeinträchtigung des Selbstwertgefühls und der sozialen Kompetenz der Kinder. Besonders gefährdet sind jugendliche Töchter. Bei ihnen können Angst, Depressivität und aggressives Verhalten beobachtet werden. Zum Teil wird auch die vermehrte Übernahme familiärer Pflichten im Sinne einer Parentifizierung beobachtet.

Zeichen dysfunktionaler Bewältigung (COSIP-Studie 2006, Trabert et al. 2007):

- Regressive Symptome (Daumenlutschen, Trennungsangst, Enuresis)
- Depressive Symptome

- Angst
- Lern- und Konzentrationsstörungen
- Verwahrlosung
- Zwangs- und Konversionssymptome
- Überanpassung

Die mögliche Symptomatik ist jedoch entwicklungsphasenspezifisch. Pränatal kann es zu einer gestörten Kontaktaufnahme kommen. Beim Säugling kann eine gestörte Mutter-Kind-Bindung beobachtet werden, die sich möglicherweise in Gedeih- oder Schlafstörungen ausdrückt. Im Kleinkindalter wird die gegebenenfalls krankheitsbedingte Trennung als Bestrafung erlebt. Es treten regressive Symptome (z. B. erneutes Einnässen o. ä.) und Verstümmelungsängste z. B. im Zusammenhang mit Operationen auf. Bei Schulkindern kann die Entwicklung des Körperschemas gestört werden und es beginnt das konkrete Nachdenken über die Gesamtsituation. Bei Jugendlichen tritt eine Beschäftigung mit eigenen Risiken (z. B. Genetik) ein. Vermehrte und nicht mehr altersgerechte Verantwortungsübernahme in der Familie wird beobachtet. Der natürliche Ablösungsprozess von der Primärfamilie wird insgesamt erschwert und kann gestört werden.

Es muss betont werden, dass im allgemeinen Fantasien schlimmer sind als die Realität, denn nicht darüber sprechen bedeutet, dass „es" zu schlimm ist. Ungünstig ist auch, wenn Dritte (z. B. die Großeltern) die Kinder informieren. Dadurch kann das Gefühl der Isolation und der Abwertung geschürt werden. Die Kinder ziehen aus solchem Verhalten der Erwachsenen, das gut gemeint ist und ihrer Schonung dienen soll, falsche Schlüsse. Eine günstige Anpassung an die belastete Situation ist bei aktiver Unterstützung eher möglich. Die Einbeziehung stützt den Glauben an Bewältigung der Situation und das Selbstbewusstsein wird gesteigert.

Familie ist jedoch nicht gleich Familie. Häufig entwickeln die Partner leider wenig oder kein Verständnis für die Probleme, die ihre Frauen im Rahmen der Krebserkrankung bewältigen müssen.

Praxistipps zur Gesprächsführung:

- Familiäre Situation erfragen
- Gemeinsame Gespräche anbieten

- Kinder als eigenständige Personen wahrnehmen und aktiv Kontakt suchen
- Mögliche Schuldgefühle ansprechen
- Gegebenfalls Zeit zum Verabschieden einräumen
- Immer wieder Möglichkeit externer Unterstützung anbieten

Literatur:

Broeckmann S: Plötzlich ist alles ganz anders – wenn Eltern an Krebs erkranken. Klett-Cotta Verlag Stuttgart 2002
Hermelink K: Mein wunderschöner Schutzengel – Als Nellys Mama Krebs bekam. Diametric Verlag Würzburg 2005

Kontakte:

www.hilfe-fuer-kinder-krebskranker.de
www.kinder-krebskranker-eltern.de
www.mutter-kind-hilfswerk.de
www.rvfs.de
www.krebshilfe.de

14. Begleitung in der Nachsorge

Die Nachsorge beginnt mit Abschluss der Primärbehandlung, die wiederum von der Erkrankung und dem Erkrankungsstadium abhängig ist. Die Basis der Begleitung unserer Patientinnen in dieser Phase bildet die Zuwendung und das ärztliche Gespräch. Erkrankungsspezifisch sind die durchgeführten körperlichen und apparativen Untersuchungen. In der Regel ist eine interdisziplinäre Zusammenarbeit verschiedenster Berufsgruppen wie Onkologen, Psychoonkologen, Physiotherapeuten und onkologischer Fachpflegekräfte in der Nachsorge erforderlich (Selby et al. 1996).

Der „Therapieabschluss" ist aus psychischer Sicht für viele Frauen deshalb eine kritische Phase, da, so belastend die Therapie auch war, wenigstens aktiv gegen den Krebs vorgegangen wurde. An das Leben ohne ständige Arzttermine und ohne die Sicherheit, die eine onkologische Therapie vermittelt, müssen sich die Patientinnen erst wieder gewöhnen. Häufig sind die Nachsorgetermine angstbesetzt. Dies wird als Leben unter dem „Damoklesschwert" charakterisiert. Zum Leben unter dem „Damoklesschwert" gehört auch die Beobachtung, dass viele Krebserkrankungen psychosomatische Langzeitfolgen wie Schlafstörungen, Erschöpfungszustände, Herz- u. Kreislaufbeschwerden, Schwindel und Rückenschmerzen nach sich ziehen können, die im Rahmen der Nachsorge thematisiert und therapeutisch angegangen werden müssen. Im Rahmen der Nachsorge kann die Anwendung von Screeningfragebögen zur Erfassung der Lebensqualität und der psychosozialen Belastung sinnvoll sein (siehe Kapitel 19). Warum werden jedoch oft psychosoziale Angebote nicht angenommen? Dies hat seine Ursache in fortbestehenden Ängsten, Desinformation und intrapsychischen Abwehrmechanismen wie Verdrängung und Verschiebung.

Häufig wird erst im Rahmen der Nachsorge auch die Frage nach sekundär-präventiven Verhaltensänderungen gestellt. Hier ist ein wichtiger Ansatzpunkt, das gegebenenfalls gestörte Körperbild und die Minderung des Selbstwertgefühls zu korrigieren und durch die Motivierung zu körperlicher Aktivität und Sport zu einer Verbesserung der Lebensqualität (siehe auch Kapitel 21) beizutragen. In dieser Phase der Nachsorge können auch am ehesten Ernährungsumstellung und andere gesundheitsfördernde Maßnahmen wie z. B. Verzicht auf Nikotin umgesetzt werden. Eine Bedingung, dass dies umsetzbar wird und gelingt, ist eine möglichst kontinuierliche Begleitung. Häufig wird im ärztlichen Gespräch während der Nachsorge auch der Beratungsbedarf hinsichtlich komplementär- und paramedizinischer Maßnahmen deutlich. Für die meisten Frauen sind diese Maßnahmen von großer Wichtigkeit, da sie das Bedürfnis der Frauen ausdrücken, selber etwas zu ihrer Gesundung beizutragen. Hier ist eine sensible Gesprächsführung sehr wichtig, eine Abwertung dieser Bemühungen kann eine Kränkung darstellen, die sich wiederum negativ auf die Compliance gegenüber schulmedizinischen Therapieansätzen auswirken kann.

An eine patientinnen-orientierte Nachsorge (Beckmann et al. 2003) werden in folgenden Situationen hohe Anforderungen gestellt:

- Bei Ängsten
- Bei Nervosität, Anspannung
- Zur Stärkung des Selbstwertgefühls
- Zur Betreuung bei depressiver Reaktion
- Beim Versuch der Krankheitsbewältigung
- Bei der Miteinbeziehung der Familie
- Bei der Miteinbeziehung sexueller Aspekte

Die Rolle des Arztes/der Ärztin in der Nachsorge hat eine Schlüsselstellung. Sie entspricht der Rolle des einflussnehmenden Beraters. Gegenüber den Kostenträgern kann es auch eine gutachterliche Position sein. Somit vereint die Betreuung in der Nachsorge krankheitsbezogene und personenbezogene Aspekte.

Für manche betroffenen Frauen wird die Krebserkrankung mit dem Auftreten von Fernmetastasen zu einer chronischen Erkrankung.

Das Auftreten eines ersten Rezidivs stellt jedoch das am stressvollsten erlebte Ereignis im Rahmen einer Krebserkrankung dar. Der Grund dafür ist die Angst, dass nun der Krebs die Oberhand gewinnen könnte. In einer palliativen Situation ändert sich die Zielrichtung der Nachsorge auf das Erreichen realistischer Ziele und die Erhaltung von Alltagskompetenzen mit weitestgehender Schmerzfreiheit (siehe Kapitel 14).

14.1 Was bietet die Selbsthilfegruppe?

Die Selbsthilfeorganisationen ergänzen die psychosoziale Begleitung und häufig besteht z. B. auf dem Gebiet der Mammakarzinombehandlung eine enge Kooperation mit medizinischen Institutionen und wissenschaftlichen Fachgesellschaften. Die Selbsthilfegruppe kann wichtige Impulse für die Neuorientierung geben und eine „äußere" Ressource in der Krankheitsbewältigung sein. Sie hilft bei der Auseinandersetzung mit Fragen wie: wer bin ich, was bedeutet die Erkrankung für mich, was ist mir wichtig, über was will/kann ich noch nicht sprechen, wie will ich leben. Mitglieder der Selbsthilfegruppen sind häufig Experten in Fragen der Alltags- und Lebensgestaltung (Schulte 2006). Das 6-Punkte-Programm der Frauenselbsthilfe nach Krebs fasst die Ziele wie folgt zusammen:

1. Psychosoziale Begleitung Krebskranker
2. Hilfe bei der Überwindung von Angst vor Untersuchungen und Behandlungen
3. Vorschläge zur Festigung der Widerstandskraft
4. Hilfe zur Verbesserung der Lebensqualität
5. Information über soziale Hilfen, Versicherungsfragen und Schwerbehindertenrecht
6. Interessenvertretung Krebskranker im gesundheits- und sozialpolitischen Sektor

Die Selbsthilfegruppe lockert die häufig ambivalent erlebte Abhängigkeit vom medizinischen Apparat und hilft dabei Autonomie zurückzugewinnen. Nicht außer acht lassen darf man allerdings, dass im Rahmen der Selbsthilfe auch Ängste aktiviert werden können.

Merke: Selbsthilfe als Ressource nutzen!

Kontakt:

www.frauenselbsthilfe.de

15. Die palliative Patientin

Eine besondere psychische Belastung bei einer Krebserkrankung stellt ein erstes Rezidiv oder die Erstdiagnose einer Fernmetastasierung dar. Es kann subjektiv so erlebt werden, als ob nun die Erkrankung die Oberhand behält (Tschuschke 2002). Häufig äußert sich die betroffene Patientin frustriert über das Versagen der bisher durchgeführten Behandlungen und fühlt sich betrogen um ihre Gesundheit. An den durchgeführten Therapien bestehen zu diesem Zeitpunkt oft erhebliche Zweifel. Gleichzeitig wird eine unmittelbare medizinische Behandlung gefordert. Aggressive Impulse gegenüber dem Behandlungsteam können dann ein Ausdruck der stressvollen Situation sein.

Die Akzeptanz einer unheilbaren Erkrankung ist jedoch nicht gleichbedeutend mit sofortigem Sterben oder dauerhaftem Siechtum. Auch in der palliativen Situation ist es möglich ein lebenswertes Leben mit guter Lebensqualität zu leben. In diesem Zusammenhang ist es wichtig im Gespräch mit den Patientinnen zu thematisieren, und auch uns selber darüber klar werden, dass das Sterben zum Leben dazugehört. Es geht darum, in der Begleitung unheilbarer Patienten zunächst zu akzeptieren, dass diese Phase der Erkrankung erreicht ist. Offene Gespräche zu führen ist häufig in dieser Situation für die Betroffenen schwierig, auch Angehörige und Freunde sind keineswegs immer in der Lage offen für die Gefühle und Ängste zu sein. Der Fokus von Hoffnung und Zukunft verändert sich in dem Moment, wo die Begrenztheit der Lebenszeit deutlich ist. Trotzdem ist es wichtig auch Wunschträume der Patientinnen anzusprechen und sie in der Verwirklichung dieser Träume zu unterstützen.

15.1 Palliativmedizin

Palliativmedizin ist nach der Definition der WHO und der Deutschen Gesellschaft für Palliativmedizin „die aktive, ganzheitliche Behandlung von Patienten mit einer progredienten, weit fortgeschrittenen Erkrankung und einer begrenzten Lebenserwartung zu der Zeit, in der die Erkrankung nicht mehr auf eine kurative Behandlung anspricht und die Beherrschung von Schmerzen, anderen Krankheitsbeschwerden, psychologischen, sozialen und spirituellen Problemen höchste Priorität besitzt". Nicht die Verlängerung der Überlebenszeit um jeden Preis, sondern die Lebensqualität, also die Wünsche, Ziele und das Befinden der Patientinnen stehen im Vordergrund der Behandlung. Damit geht diese Definition über eine rein medizinisch-palliative Tumortherapie deutlich hinaus.

15.2 Tumorschmerzen

In die palliative Situation gehört als ganz wichtiger Aspekt der Umgang mit Tumorschmerzen. Primär stellt Schmerz im Erleben ein Warnsignal dar. Er lässt uns spüren, dass etwas nicht in Ordnung ist und löst spezifische Reaktionsmuster aus. Im akuten Fall ist er meist gut lokalisierbar (Beispiel Zahnschmerzen oder Schmerz beim Herzinfarkt). Chronische Schmerzen sind anders. Werden sie nicht ausreichend behandelt sind, führen chronische Schmerzen zu einer massiven psychischen Beeinträchtigung und lösen Gefühle des Kontrollverlustes, der Hilflosigkeit und Angst aus. In einem Zirkulus vitiosus führt dies wiederum zu einer Verstärkung der Schmerzsymptomatik.

Bei Tumorpatienten kommen grundsätzlich akute und chronische Schmerzursachen in Betracht. In den meisten Fällen sind diese tumorbedingt, aber es gibt auch therapiebedingte Schmerzen z. B. neuropathische Schmerzen als Folge von taxanhaltigen Chemotherapien, die zum Teil eine erhebliche Einschränkung der Lebensqualität verursachen.

In der medikamentösen Einstellung von Tumorschmerzen ist das offene Gespräch zu suchen, da die Abstimmung mit der Patientin essenziell ist. Wie viel Linderung wird erwartet, wie viele Nebenwirkungen werden toleriert? Der Einstieg in ein Gespräch kann gut unter Verwendung einer visuellen Analogskala zur Einschätzung der subjektiven Schmerzstärke erfolgen und im weiteren Verlauf ist es oft sinnvoll, über einen begrenzten Zeitraum die Patientin ein Schmerztagebuch führen zu lassen.

Wir müssen festhalten, dass sich die weit verbreiteten Ängste vor Substanzabhängigkeit bei der Behandlung von Tumorschmerzen nicht bestätigen lassen. Diese Angst führt aber manchmal zur nicht adäquaten Einnahme oder Verschreibung von Schmerzmitteln und zur Vermeidung von Opiaten. Wichtig ist es auch auf eine Enttabuisierung der Morphingabe zu achten, die immer noch in Laienkreisen besteht. Die Gabe von Opiaten wird häufig gleichgesetzt mit einer hoffnungslosen Situation. Die typischen Irrtümer in der Schmerztherapie sind in Tabelle 5 aufgeführt.

Tab.5: Typische Irrtümer in der Schmerztherapie
(nach Klaschik 2008)

- Verschreibung nach Bedarf
- Standarddosierung
- Unterschätzung der Schmerzintensität
- Angst vor Substanzabhängigkeit und Sucht
- Unzureichende Begleitmedikation
- i. v. oder i. m.-Applikation, wenn orale Gabe möglich ist
- Zu schwaches Analgetikum

Grundsätzlich können alle analgetischen Verfahren zur Tumorschmerztherapie eingesetzt werden, aber die Erfahrung zeigt, dass ca. 90 % aller Patienten mit einer oralen Medikation suffizient eingestellt werden können. Wenn möglich sollte dabei das Stufenschema der WHO angewendet werden.

Falls eine orale Medikation nicht möglich ist, kommen zusätzlich zu i. v.-, i. m.- oder s. c.-Gabe und als invasive Verfahren neurochirurgische Ansätze sowie Nervenblockaden und Neurolysen in Betracht.

Zusätzliche Methoden sind z. B. physikalische und physiotherapeutische Maßnahmen.

In Kombination mit den medikamentösen Optionen ist es immer auch günstig zur Durchbrechung der Schmerz-Angst-Spirale Entspannungsverfahren und Imaginationstechniken anzubieten. Vor allem Techniken, die Patientinnen selber erlernen können, um sie dann selbstständig und autonom anzuwenden, sind sinnvoll.

Ziel ist es, Schmerzfreiheit ohne wesentliche Beeinträchtigung von Vigilanz und Kommunikationsfähigkeit zu erreichen.

Literatur:

Husebo S, Klaschik E (Hrsg.): Palliativmedizin. Schmerztherapie, Gesprächsführung, Ethik. 4. aktualisierte Auflage, Springer-Verlag Berlin Heidelberg 2006

Zenz M, Donner B (Hrsg.): Schmerz bei Tumorerkrankungen. Interdisziplinäre Diagnostik und Therapie. Wissenschaftliche Verlagsgesellschaft Stuttgart 2002

Kontakt:

www.dgpalliativmedizin.de

16. Tod und Sterben

Bei der Begleitung sterbender Patientinnen ändert sich das Behandlungsziel. In den Vordergrund rücken:

- Schmerztherapie (siehe Kapitel 14)
- Vermeidung sozialer Isolation
- Erhalt von Autonomie und Würde

Hier ist eine Netzwerkbildung zwischen Palliativstationen, Home care-Ärzten und Hospizen (siehe unten) sinnvoll. Laut Umfragen möchten etwa 90 Prozent aller Menschen zu Hause sterben. Tatsächlich sterben nach Schätzungen jedoch etwa 50 Prozent der Menschen im Krankenhaus und weitere 20 Prozent im Pflegeheim.

Seitens der Patientinnen besteht in dieser Erkrankungsphase ein erhöhtes Bedürfnis nach offener Kommunikation.

Im Zusammenhang mit den Gedanken über würdevollen Tod und äußere Umstände des Sterbens, ist wichtig, sich auch mit einer möglichen Patientenverfügung auseinander zusetzen, beispielhafte Exemplare können aus dem Internet herunter geladen werden. Es wird empfohlen, eine Patientenverfügung alle 1–2 Jahre in ihrer Aktualität mit aktuellem Datum und erneuter Unterschrift zu bestätigen. Aus psychotherapeutischer Sicht ist es vor allem wichtig, dass durch die Kommunikation über die Patientenverfügung ein Dialog über die äußeren Bedingungen des Sterbens und des Todes geführt wird, der es letztlich auch für die Betroffenen möglich macht, sich damit auseinander zusetzen.

Typische ärztliche Fehler im Umgang mit dem Tod sind die Verleugnung des Todes, Omnipotenzfantasien und das Sterben als narzisstische Kränkung und Niederlage zu erleben. Oft fällt es uns sehr schwer, dass Ende einer gegen den Tumor gerichteten Therapie festzulegen.

In der Finalphase, die die letzten Tage und Stunden des Lebens umfasst, ist es nach neueren Erkenntnissen sinnvoll auf größere Mengen von Flüssigkeitssubstitution zu verzichten. Die Dehydratation wird vom Sterbenden meist nicht als unangenehm empfunden. Durch Ketonkörperakkumulation werden vermehrt Endorphine gebildet, die verminderte Flüssigkeit kann sich auch günstig auswirken auf die Bildung von Aszites und Ödemen und damit auch auf die Schmerzintensität (Bürger 2006).

Immer sollte die Therapie individualisiert und unter Einbeziehung der Angehörigen erfolgen.

16.1 Hospize

Die moderne Hospizbewegung und die Palliativmedizin entstanden in den 1960er Jahren in England und gehen wesentlich auf Dame Cicely Saunders zurück. 1967 wurde von ihr das St. Christopher's Hospice bei London gegründet. Dort ist der Ursprung der heutigen Hospizbewegung anzusiedeln. Die internationale Hospizarbeit wurde wesentlich von Elisabeth Kübler-Ross beeinflusst.

Hospize sind Einrichtungen der Sterbebegleitung. Ein Hospiz verfügt meist über wenige Betten und ist ähnlich wie ein Krankenpflegeheim organisiert. Unter Hospiz versteht man heute aber nicht nur eine konkrete Institution, sondern es kann auch das Konzept einer ganzheitlichen Sterbe- und Trauerbegleitung darunter verstanden werden. Hospize wollen (nach Student 2004) fünf Qualitätskriterien verwirklichen:

• Der Kranke und seine Angehörigen stehen im Zentrum des Dienstes
• Unterstützung erfolgt durch ein interdisziplinäres Team
• Einbeziehung ehrenamtlicher Begleiterinnen und Begleiter
• Palliative care (Palliativmedizin) statt medical care (auf Heilung gerichtete Behandlung), Lebensqualität statt Lebensquantität
• Trauerbegleitung

Im Hospiz bekommen unheilbar Kranke in ihrer letzten Lebensphase eine respektvolle, umfassende und kompetente Betreuung. Dabei spielt die Kontrolle der verschiedenen Symptome eine große Rolle, u. a. die Schmerztherapie. Bei allen pflegerischen und medizinischen Handlungen steht aber der (geäußerte oder mutmaßliche) Wille des Kranken an erster Stelle. Trauerbegleitung für die Angehörigen wird angeboten. Hospize wollen das Sterben wieder in das Leben integrieren. Den Kranken und ihren Angehörigen soll ein Stück Normalität vermittelt werden, was im Krankenhaus oder zu Hause (durch Überforderung der pflegenden Angehörigen) oft nicht mehr gegeben ist. Träger dieser Häuser der Sterbebegleitung sind zumeist gemeinnützige Vereine, aber auch Kirchen und gemeinnützige Organisationen und Stiftungen.

Die Entwicklung der Hospizbewegung in Deutschland ist wesentlich von Christoph Student geprägt und vorangetrieben worden. Das erste stationäre Hospiz in Deutschland wurde 1986 in Aachen gegründet. In der Folge entstanden weitere stationäre Hospize, zumeist gegründet von Bürgerinitiativen, Vereinen und kirchlichen Einrichtungen. Hospize sind heute in der Regel Leistungserbringer des Gesundheitswesens und werden größtenteils über die Krankenkassen finanziert.

Literatur:

Student JC (Hrsg.): Das Hospiz-Buch. 4. erweiterte Aufl., Lambertus-Verlag Freiburg 1999

17. Psychotherapie und Entspannungstechniken

Grundsätzlich sind alle psychotherapeutischen Ansätze auch bei onkologischen Patientinnen anwendbar. Gute Erfahrungen liegen bei Verfahren vor, die die Patientinnen in ihren Alltag integrieren und ggf. selbstständig durchführen können. Dieses Vorgehen soll den Frauen helfen, die Kontrolle über die als Krise erlebte Situation wiederzuerlangen. In der gynäkologischen Praxis kann ergänzend das ärztliche Gespräch gemäß der Psychosomatischen Grundversorgung eingesetzt werden. Darüber hinaus soll in diesem Kapitel ein Überblick über die angewandten Techniken im Bereich der Psychotherapie und die möglichen begleitenden Verfahren gegeben werden.

17.1 Psychotherapeutische Techniken

Angewandte psychotherapeutische Techniken in der Onkologie:

1. Psychoedukationsprogramme
2. Kognitiv-behaviorale Therapie
3. Gruppentherapeutische Ansätze
4. Paartherapie
5. Ressourcenorientierte psychoonkologische Psychotherapie
6. Hypnotherapie nach Erickson
7. Künstlerische Therapien (Kunst-, Musiktherapie)

17.1.1 Psychoedukationsprogramme

Psychoedukationsprogramme haben im Rahmen der psychoonkologischen Betreuung einen hohen Stellenwert. Sie werden in der Regel in Gruppen durchgeführt und dienen neben der Informationsvermittlung dem Ziel, die Patientinnen zu aktiven und selbstbewussten Partnern in der Therapie zu machen (Herschbach & Heußner 2008). Durch die Kontaktaufnahme zu anderen betroffenen Frauen kann ebenfalls eine Stärkung des Selbstbewusstseins erreicht werden. Häufig sind das Erlernen von Entspannungstechniken und allgemeine Aufklärung über gesunde Lebensweise und sekundäre Prävention in die Gruppenarbeit integriert. Als niedrigschwellige Angebote werden Psychoedukationsprogramme häufig gut angenommen und sollten in keinem Organzentrum fehlen.

17.1.2 Kognitiv-behaviorale Therapien

Mit kognitiv-behavioraler Therapie oder Verhaltenstherapie wird ein ganzes Spektrum von Formen der Psychotherapie bezeichnet. Sie hat ihren Ursprung in den psychologischen Lerntheorien. Allen Formen ist gemeinsam, dass die Hilfe zur Selbsthilfe für den Patienten im Mittelpunkt steht, ihm nach Einsicht in Ursachen und Entstehungsgeschichte seiner Probleme Methoden an die Hand gegeben werden, mit denen er zukünftig besser zurechtkommt. Es wird von der Grundannahme ausgegangen, dass es nicht die Lebensereignisse per se sind, die die emotionalen Reaktionen hervorrufen, sondern unsere subjektive Einordnung und Bewertung. Die Therapie soll bei der Wahrnehmung, Überprüfung und gegebenenfalls Korrektur der subjektiven Einstellung ansetzen. Die Durchführung der Therapie ist grundsätzlich als Einzel-, Gruppen- oder auch Paartherapie möglich. Weitere verhaltenstherapeutische Maßnahmen sind häufig integraler Bestandteil der Therapiesitzungen. Es werden unterschiedliche Techniken wie Biofeedback, progressive Muskelrelaxation, Hypnotherapie und Visualisierung eingesetzt (siehe oben). Durch die eingesetzten Techniken lassen sich nachweislich Coping-Mechanismen, die Stimmung und damit die Lebensqualität insgesamt verbessern.

Literatur:

Margraf J (Hrsg.): Lehrbuch der Verhaltenstherapie. 2. Auflage, Springer-Verlag Berlin 2000

17.1.3 Gruppentherapeutische Ansätze – Supportiv-expressive Gruppentherapie nach Spiegel

Ursprünglich wurde die supportiv-expressive Gruppentherapie nach Spiegel für die Behandlung von Brustkrebspatientinnen im metastasierten Stadium entwickelt.
Allgemeine Prinzipien dieser Therapie sind:

- Offenes und ehrliches Ansprechen und Ausdrücken aktueller Gefühle („Expressing emotions")
- Bindung herstellen („Building bonds")
- Lernen, sich zu verändern („Redefining life priorities")
- Bewusste Auseinandersetzung mit Tod und Sterben („Detoxifying death and dying")
- Verbesserung der sozialen Unterstützung
- Verbesserung der Arzt-Patienten-Beziehung
- Verbesserung der Copingstrategien

In den Gruppensitzungen soll zur aktiven Exploration durch die anderen Gruppenmitglieder ermutigt werden. Die Teilnehmer sollen am Modell lernen sowie lernen, anderen zu helfen und über den Gruppenprozess die Selbstwirksamkeit zu erhöhen. Die Inhalte der Gruppensitzungen werden nicht vom Therapeuten, sondern von den Gruppenmitgliedern vorgegeben. Der Therapeut reflektiert und fasst zusammen, wertet aber nicht. Die Therapie dauert länger als die Psychoedukationsprogramme und ein intensiver Austausch der Gruppenmitglieder, auch zwischen den Sitzungen wird angestrebt. Im Rahmen der supportiv-expressiven Gruppentherapie konnten Minderung von Angst, Schmerz und depressiver Symptomatik sowie intrusiver Gedanken und damit eine Verbesserung der Lebensqualität und psychischen Befindlichkeit nachgewiesen werden (Spiegel et al. 1999, Goodwin et al. 2001).

Literatur:

Yalom ID: Die Reise mit Paula. btb-Verlag 2000

17.1.4 Paartherapie

Eine Krebserkrankung stellt wie schon zuvor erläutert auch für das familiäre Umfeld und insbesondere für den Ehe- oder Lebenspartner eine große Belastung dar. Obwohl dies bekannt ist, erfolgt die Einbeziehung der Partner in die Behandlung eher selten (Helgeson 2005). Die Qualität der Partnerbeziehung hat entscheidenden Einfluss auf das Coping (Manne 1998).

Paartherapie ist eine Form der Psychotherapie, die der Bearbeitung akuter oder chronischer Konflikte in einer Paar- bzw. Zweierbeziehung dient. Für die Entwicklung und Aufrechterhaltung von Konflikten in Paarbeziehungen gibt es verschiedene theoretische Modelle. Psychoanalytisch orientierte Ansätze gehen davon aus, dass chronischen Paarkonflikten neurotische Dispositionen eines oder beider Partner zugrunde liegen.

Für Fälle, in denen diese neurotischen Dispositionen wie Schlüssel und Schloss zusammenpassen, hat Jürg Willi den Begriff Kollusion geprägt. In diesen Fällen haben (nach Willi) beide Partner bestimmte zentrale Konflikte aus früheren seelischen Entwicklungsphasen in ihrer Persönlichkeit nicht verarbeitet und leben nun entgegengesetzte, sich zunächst aber ergänzende „Lösungen" dieser inneren Konflikte aus. Paartherapeuten bemühen sich in der Regel zunächst, einen Rahmen zu schaffen, in dem die Partner ihre verschiedenen Bedürfnisse, Ängste und Befürchtungen zum Ausdruck bringen und abklären können. Dies kann der Ausgangspunkt für einen Verständigungsprozess sein, in dem ein tieferes Verständnis der Partner für die Konfliktdynamik, die eigenen Anteile daran und die Persönlichkeit des jeweils anderen entsteht, so dass im Idealfall eine vertiefte seelische Beziehung mit mehr Flexibilität, Toleranz, Offenheit und Nähe ermöglicht wird. Dieser Prozess kann eine neue Basis für ein Leben miteinander (und nicht gegeneinander) entstehen lassen.

Literatur:

Willi J: Die Zweierbeziehung. Spannungsursachen, Störungsmuster, Klärungsprozesse, Lösungsmodelle. Rowohlt Verlag Reinbek 1999

17.1.5 Hypnotherapie nach Erickson

In der Regel wird im therapeutischen Kontext zwischen der Hypnose als Zustand und der eigentlichen therapeutischen Arbeit unterschieden. So kann die Hypnose durch verschiedene Verfahren induziert werden; im therapeutischen Teil kann rein hypnotherapeutisch gearbeitet werden, es können aber auch Elemente aus anderen psychotherapeutischen Verfahren einfließen. Charakteristisch aber nicht notwendig ist der Einsatz von Suggestion und die Einleitung und Nutzung eines veränderten Bewusstseinszustandes. Dieser Bewusstseinszustand wird Trance genannt. Unter der Hypnotherapie werden heute Therapieformen zusammengefasst, die das vorhandene Wissen über die Wirkung von Trance und Suggestionen therapeutisch nutzen. Um Heilungsprozesse zu fördern, wird entweder Hypnose im mehr formalen Sinn praktiziert (z. B. die Augen auf einen Punkt richten und auf die Stimme des Hypnotiseurs hören), oder es werden alltägliche Tranceprozesse für die therapeutische Arbeit genutzt, etwa wenn eine Geschichte vorgelesen, gemalt oder gespielt wird. Daneben kann Hypnotherapie auch als Selbsthypnosetraining bzw. Erlernen von Entspannungsübungen gestaltet werden. Der Umfang der Therapie beschränkt sich oft auf wenige Sitzungen. Die Behandlung geschieht auftragsorientiert, das heißt, der Therapeut ermittelt mit den Patienten Ziele, die in der weiteren Beratung verfolgt werden und deren Erreichen am Ende überprüft wird. Voraussetzung für eine gelingende Therapie ist der Aufbau einer vertrauensvollen Beziehung für das Verfolgen der gemeinsam gesetzten Ziele. Dazu ist eine Begegnung „auf gleicher Augenhöhe", also ein möglichst geringes „Machtgefälle" zwischen Therapeut und Patient, erwünscht. Die moderne Hypnotherapie wurde stark durch Milton H. Erickson geprägt. Dabei handelt es sich um eine kommunikative Kooperation von Therapeut und Patient, wobei der Hypnotherapeut dem Patienten hilft, in eine hypnotische Trance zu gelangen und diesen Zustand für die Veränderungsarbeit zu nutzen. In diesem Zustand steht die vom Bewusstsein des Patienten ausgeübte Kontrolle mehr im Hintergrund, dadurch treten unbewusste Prozesse stärker in den Vordergrund der Auf-

17.1 Psychotherapeutische Techniken 65

merksamkeit. Erickson hatte ein anderes Verständnis vom Unbewussten, als es bis dahin in der Psychotherapie üblich war. Er glaubte, dass das Unbewusste eine Quelle an Ressourcen und Kreativität darstellt, und nicht im Freudschen Sinn der Sitz des Abgelehnten und Verdrängten sei. Er versuchte mit Tranceinduktionen den analytischen Verstand abzulenken, um dem Unbewussten Raum zu geben für kreative Veränderungen des Patienten. Der Hypnotherapeut nutzt hierfür Metaphern, Sprachbilder, Analogien und Wortspiele, um bei dem Patienten in Trance neue Ideen und Lösungsmöglichkeiten für seine Probleme anzuregen. Die Kontrolle darüber, welche dieser Ideen er annimmt und wie er sie nutzt, bleibt dabei vollkommen beim Patienten.

Andere Meditations-Techniken wie z. B. Mantra-Meditation oder Vocal meditation führen ebenfalls zu Trance und können von einem geschulten Therapeuten im Sinne von Erickson hypnotherapeutisch genutzt werden; man kann dann von „therapeutischer Meditation" sprechen. Auch uralte Rituale wie der Tempelschlaf in der Antike dienten letztlich gleichermaßen spirituellen und therapeutischen Zielen.

Die Hypnotherapie wurde 2006 als Psychotherapiemethode im Sinne des § 11 Psychotherapeutengesetzes für Erwachsene in bestimmten Anwendungsbereichen anerkannt.

Literatur:

Erickson MH, Rossi EL, Rossi SL: Hypnose: Induktion, psychotherapeutische Anwendung, Beispiele. Pfeiffer-Verlag München 1976
Peter B: Einführung in die Hypnotherapie. Carl-Auer-Verlag Heidelberg 2007
Revenstorf D, Peter B: Hypnose in Psychotherapie, Psychosomatik und Medizin. Springer-Verlag Berlin 2001
Revenstorf D, Zeyer R: Hypnose - Lernen. Leistungssteigerung und Stressbewältigung durch Selbsthypnose. Carl-Auer-Verlag Heidelberg 2008

17.1.6 Ressourcenorientierte psychoonkologische Psychotherapie

In der ressourcenorientierten psychoonkologischen Psychotherapie werden gezielt Interventionen eingesetzt, die zur Stabilisierung, Resourcenstärkung, Krisenbewältigung und ggf. auch Traumabewältigung beitragen (Diegelmann 2006). Neurobiologische Erkenntnisse haben in den letzten Jahren die Traumaforschung und – therapie maßgeblich beeinflusst und besonders die Bedeutung ressourcenorientierter Interventionen untermauert. Diese neuen Ansätze lassen sich – in modifizierter Form – sehr gut in die Arbeit mit onkologischen Patientinnen integrieren.

Psychotherapie mit TRUST (Techniken ressourcenfokussierter und symbolhafter Traumabearbeitung) ist ein Behandlungsansatz, der aus psychotherapeutischen Verfahren (wie EMDR (Eye Movement Desensitization and Reprocessing) oder Hypnotherapie) diejenigen Elemente kombiniert, die sich speziell zur unmittelbaren Stressregulation, Ressourcenförderung, Krisenintervention, schonenden Traumabearbeitung und Stärkung der Resilienz eignen. Es ist ein schulenübergreifender und methodenintegrativer Ansatz, der konsequent die Ressourcen aktiviert und sich dabei an aktuellen neurobiologischen Konstrukten orientiert.

Literatur:

Diegelmann C: Trauma und Krise bewältigen. Psychotherapie mit TRUST. Klett-Cotta-Verlag Stuttgart 2007

17.1.7 Kunsttherapie

Die Kunsttherapie ist eine junge therapeutische Disziplin aus dem Bereich der künstlerischen Therapien, die auf Impulse in den USA und Europa in der Mitte des 20. Jahrhunderts zurückgeht. In der Kunsttherapie wird hauptsächlich mit Medien der bildenden Kunst gearbeitet. Dazu zählen malerische oder zeichnerische Medien, plastisch-skulpturale Gestaltungen oder auch fotografische Medien. Durch sie können Patienten unter therapeutischer Begleitung innere und äußere Bilder ausdrücken, ihre kreativen Fähigkeiten entwickeln und ihre sinnliche Wahrnehmung ausbilden.

Die kunsttherapeutische Praxis und Theoriebildung ist mit unterschiedlichen Disziplinen wie z. B. der Kunstwissenschaft, der Psychologie und der Pädagogik verbunden. In den letzten Jahrzehnten haben sich daraus verschiedene Formen und Ansätze der Kunsttherapie entwickelt. Diese haben sich in klinischen, pädagogischen oder sozialen Praxisfeldern etabliert. Besondere Bedeutung hat die Kunsttherapie dabei in der psychiatrischen, psychosomatischen und psychosozialen Therapiepraxis gewonnen. In der Kunsttherapie wird mit bildnerischen Medien wie Farbe, Linie, Ton, Stein oder Fotografie gearbeitet, über die der Patient sich ausdrückt. Dabei geht es um seine inneren Bilder, seinen Blick auf die Welt, die Entwicklung neuer Fähigkeiten und Handlungsspielräume und die Entdeckung von Lösungsmöglichkeiten und Ressourcen. Neben tiefenpsychologischen Konzepten, die sich mit den Ursachen psychischer Störungen beschäftigen, spielen in anderen kunsttherapeutischen Ansätzen lösungsorientierte Konzepte eine Rolle, die im Sinne einer salutogenetisch orientierten Medizin nicht nach den Ursachen der Krankheit, sondern nach den Ursachen der Gesundheit fragen.

In der tiefenpsychologischen Kunsttherapie spielen innere Bilder eine Rolle, die in den Gestaltungen ihren Ausdruck finden. Innere Bilder, die mit Krisensituationen oder traumatischen Erlebnissen verbunden sind, können psychische Störungen auslösen. Solche Bilder können in künstlerischen Gestaltungen eine unmittelbare sinnliche Präsenz gewinnen, über die die Patientin in einen gestalterischen Dialog tritt. Dem Bild steht sie gegenüber, sie kann es verwandeln, so dass an die Stelle des belastenden (inneren) Bildes ein neues Bild tritt: „In der Therapie geht es um das Gewahrwerden innerer Prozesse, um mehr Bewusstheit. Das bedeutet, um ein intensiveres Hineinlauschen oder Hineinschauen in die intrapsychische Welt mit all den Gefühlen, die sie auslöst, und dann wieder um ein Zurücktreten, das es möglich macht, die Muster und Regeln zu erkennen, die das innere und äußere Handeln beeinflussen und sie ihrer Zwänge zu entheben..." (Elisabeth Wellendorf). Das, was sich durch Bildgestaltungen in der Kunsttherapie äußert, ist aber nicht immer ein Ausdruck innerer Bilder, die dem Unbewussten angehören. Sie können diese auch verdecken, auf kulturelle Konventionen, ästhetische Vorbilder, Konzepte oder Schemata zurückgehen.

Lösungsorientierte Formen der Kunsttherapie blicken mehr auf die Fähigkeiten, die sich durch künstlerisches Gestalten entwickeln können. So bietet das bildnerische Gestalten auch die Möglichkeit durch Bilder Geschichten zu erzählen, Stimmungen im Bild Gestalt zu verleihen, den Blick für ästhetische Phänomene zu schulen oder die sinnliche Wirkung von ästhetischen Gestaltungen zu erleben. Die Kunsttherapie leistet damit einen Beitrag zur Entwicklungsförderung, zur Selbstverwirklichung, zur Förderung sozialer und kreativer Fähigkeiten und zur Schulung und Ausbildung der sinnlichen Wahrnehmung („sensorische Integration").

Literatur:

Martius P, von Spreti F, Henningsen P (Hrsg.): Kunsttherapie bei Psychosomatischen Störungen. Urban & Fischer Verlag München 2008

17.1.8 Musiktherapie

In der Musiktherapie wird die therapeutische Wirkung durch den Einsatz von Musik erzielt. Musiktherapie dient der Wiederherstellung, Erhaltung und Förderung seelischer, körperlicher und geistiger Gesundheit. Es gibt zwei Richtungen der Musiktherapie: In der rezeptiven Musiktherapie wird die Wirkung durch das Hören von Musik erzielt. In der aktiven Musiktherapie hingegen wird der Patient zum Musizieren motiviert und dadurch therapiert.

Durch ihre Fähigkeit starke emotionale Reaktionen hervorzurufen, ist Musik schon lange mit Heilung und Wohlbefinden verbunden. In der klassischen Antike ging man davon aus, dass sich kranke Menschen in Unordnung befinden und durch die Hilfe von Musik die geistige und seelische innere Harmonie wiederhergestellt wird. Auch im alten Testament gibt es einen Hinweis auf den Einsatz von Musik zur Heilung von Krankheiten. In der Renaissance gewann der Zusammenhang von Affekten, vor allem

der Melancholie, und Musik an Interesse. In der 2. Hälfte des 20.
Jahrhunderts entstanden die heutigen Bereiche der aktiven Musiktherapie.

Während sich die Musiktherapie im stationär klinischen Bereich etabliert hat, spielt sie in der ambulanten Versorgung bisher
nur eine geringe Rolle.

Literatur:

Baer U, Frick-Baer G: Klingen, um in sich zu wohnen: Methoden
    und Modelle leiborientierter Musiktherapie. Affenkönig Verlag
    Neukirchen-Vluyn 2004
Hegi-Portmann F, Lutz Hochreutener S, Rüdisüli-Voerkel M: Musik-
    therapie als Wissenschaft – Grundlagen, Praxis, Forschung und
    Ausbildung, Eigenverlag Zürich 2006
Kraus W: Die Heilkraft der Musik. Einführung in die Musiktherapie
    C.H. Beck Verlag 2002

17.2 Entspannungstechniken

Angewandte Entspannungstechniken in der Onkologie:

1. Funktionelle Entspannung
2. Progressive Muskelrelaxation nach Jacobson
3. Biofeedback
4. Visualisierung nach Simonton
5. Autogenes Training
6. Heileurythmie

17.2.1 Funktionelle Entspannung (FE)

Die FE ist eine von Marianne Fuchs entwickelte tiefenpsycholo-
gisch fundierte Körperpsychotherapie. Die Entspannung soll in
dieser psychodynamischen Methode unter anderem die Aufgabe
haben, den Zugang zu bis dahin unbewussten, verdrängten Erfahrungen zu erleichtern und zu ermöglichen. In der FE sollen durch
spezielle minimale Bewegungen einzelner Gelenke und bewuss-
tes Atmen Prozesse auf der körperlichen Ebene ausgelöst werden,

die sich auf die Psyche auswirken und innere Blockaden lösen. Es gibt keine festgelegten Übungen, sondern diese werden individuell mit dem Patienten entwickelt. Durch den Atemrhythmus soll sich die Entspannung einstellen. Ziel der Bewegungsanregungen durch den Therapeuten ist eine Verfeinerung der Wahrnehmung körperlicher Funktionen und damit auch der Selbstwahrnehmung. Nach Aussagen von Befürwortern der Methode soll durch eine Differenzierung der Sinneswahrnehmung ein Zugang zu den behandelten Störungen geschaffen werden. Dadurch können angeblich vorsprachliche Lebenserfahrungen des Menschen wiederbelebt und vergessene Erinnerungen aus der frühen Kindheit ins Bewusstsein geholt werden. Die Vertreter dieser Methode betonen aber, dass die Wirkung der FE nicht von der Aufdeckung vergessener Erinnerungen abhänge.

Literatur:

Fuchs M: Funktionelle Entspannung. 6. Auflage, Hippokrates-Verlag Stuttgart 1997

Johnen R: Die Funktionelle Entspannung. In: Buchheim P, Cierpka M, Seifert T: Der Körper in der Psychotherapie. Lindauer Texte. Springer-Verlag Berlin Heidelberg 1992

Herholz I, Johnen R, Schweitzer D: Funktionelle Entspannung: Das Praxisbuch. Schattauer-Verlag Stuttgart 2009

17.2.2 Progressive Muskelrelaxation (PMR)

Bei der PMR nach Edmund Jacobson handelt es sich um ein Verfahren, bei dem durch die willentliche und bewusste An- und Entspannung bestimmter Muskelgruppen ein Zustand tiefer Entspannung des ganzen Körpers erreicht wird. Dabei werden nacheinander die einzelnen Muskelpartien in einer bestimmten Reihenfolge zunächst angespannt, die Muskelspannung wird kurz gehalten, und anschließend wird die Spannung gelöst. Die Konzentration der Person wird dabei auf den Wechsel zwischen Anspannung und Entspannung gerichtet und auf die Empfindungen, die mit diesen unterschiedlichen Zuständen einhergehen. Ziel des Verfahrens ist eine Senkung der Muskelspannung unter das normale Niveau aufgrund einer verbesserten Körperwahrnehmung. Mit der Zeit lernt die Person, muskuläre Entspannung herbeizuführen, wann immer sie dies möchte. Zudem können durch die Entspannung der Muskulatur auch andere Zeichen körperlicher Unruhe oder vegetativer Erregung reduziert werden, wie beispielsweise Herzklopfen, Schwitzen oder Zittern. Darüber hinaus können Muskelverspannungen aufgespürt und gelockert und damit Schmerzzustände verringert werden.

Literatur:

Hofmann E: Progressive Muskelentspannung, ein Trainingsprogramm. 2. Auflage. Hogrefe-Verlag Göttingen 2003

17.2.3 Biofeedback

Mit Biofeedback wird eine Methode bezeichnet, bei der Veränderungen von Zustandsgrößen biologischer Vorgänge, die der unmittelbaren Sinneswahrnehmung nicht zugänglich sind, mit technischen (oft elektronischen) Hilfsmitteln beobachtbar, d. h. dem eigenen Bewusstsein zugänglich gemacht werden. Biofeedback weist eine inhaltliche Nähe zu verhaltenstherapeutischen und lerntheoretischen Ansätzen auf. Die Einsatzmöglichkeiten der Behandlungstechnik sind vielfältig. Über kurative Ansätze hinaus findet Biofeedback auch Anwendung im Bereich des Coachings. Es wird häufig zur Entspannung, aber auch zur Rehabilitation (zum Beispiel bei Paresen) eingesetzt.

Literatur:

Rief W, Birbaumer N (Hrsg.): Biofeedback-Therapie. Grundlagen, Indikation und praktisches Vorgehen. 2.Auflage. Schattauer-Verlag Stuttgart 2005

17.2.4 Autogenes Training

Das autogene Training ist eine auf Autosuggestion basierende Entspannungstechnik. Es wurde vom Berliner Psychiater Johannes Heinrich Schultz aus der Hypnose entwickelt, 1927 erstmals vorgestellt und 1932 in seinem Buch „Das autogene Training" veröffentlicht. Heute ist das autogene Training eine weit verbreitete und anerkannte Methode, um Stress zu reduzieren sowie somatische und psychosomatische Störungen zu behandeln. Das autogene Training wird meistens in Gruppen – seltener in Einzelkursen, unter Anleitung eines Psychologen, Arztes oder eines sonst Fachkundigen innerhalb einiger Wochen erlernt.

Literatur:

Kraft H: Autogenes Training. Handbuch für die Praxis. 4. Auflage. Deutscher Ärzteverlag Köln 2004
Wilk D: Autogenes Training – Ruhe und Gelassenheit lernen. 3. Auflage. Huber-Verlag Bern 2004

17.2.5 Visualisierung nach Simonton

Der Onkologe O. Carl Simonton entwickelte in den 70er Jahren des 20. Jahrhunderts die Technik der Visualisierung. Dabei werden mit Hilfe der Vorstellungskraft körperliche Genesungsprozesse und Behandlungsmethoden in ihrer Wirkungsweise unterstützt, angelegt als Hilfe zur Selbsthilfe. Weitere Techniken seiner Arbeit sind:

- Gesundes Denken
- Fragestellungen, die helfen, Perspektiven zu entwickeln
- Die Entwicklung von Zielen
- Die Hinwendung zur persönlichen inneren Kraftquelle

Auf diese Weise können Heilungsressourcen – wie Frieden, Zuversicht, Freude und Hoffnung – erschlossen werden. Geistige Projektion wird auch in ganz anderen Bereichen angewendet, z. B. von Spitzensportlern, um Bewegungsabläufe zu optimieren und eine optimale Leistungsbereitschaft zu erzielen. Nachfolgend ein Übungsbeispiel (Simonton 2006):

- Beobachten Sie Ihren Atem.
- Sagen Sie innerlich „ein" beim Einatmen und „aus" beim Ausatmen.

- Denken Sie an Dinge, die im Moment erfrischend sind und den Augenblick angenehm und schön machen (z. B. der Stuhl, auf dem Sie sitzen; die umgebende Natur etc.).
- Mit 6–8 Atemzügen dieser Art verbessern Sie Ihre Beziehung zum Tag.
- Sie können diese Übung mehrmals täglich wiederholen, wann immer sie das Gefühl haben, dass Ihr Energieniveau niedrig ist.

Literatur:

Simonton OC, Matthews Simonton S, Creighton J: Wieder gesund werden. Rowohlt-Verlag Reinbek 2001

17.2.6 Heileurythmie

Die Eurythmie (von altgr. εὖ (gut, richtig) und ῥυθμός (Rhythmus), etwa „Gleich- und Ebenmaß in der Bewegung" oder „schöne Bewegung") ist eine expressive Tanzkunst, die Anfang des 20. Jahrhunderts (zwischen 1908 und 1925) in Deutschland und der Schweiz auf Anregung von Rudolf Steiner, dem Begründer der Anthroposophie, entstand. Äußerlich ähnelt sie entfernt dem klassischen Ballett, sie wird aber im Allgemeinen weniger artistisch und körperbetont inszeniert. Kombiniert mit alternativmedizinischem Fachwissen wird sie von Anthroposophen auch therapeutisch angewendet. In Deutschland besteht seit dem Jahr 2006 auf der Alanus Hochschule in Alfter ein offizieller, international akkreditierter akademischer Lehrstuhl für Eurythmie.

Literatur:

Siegloch M: Eurythmie. Eine Einführung. Freies Geistesleben Stuttgart 1990; Neuausgabe (als Taschenbuch) 1997

18. Seelsorgerische Begleitung

Unabhängig von unserer eigenen Einstellung zum Glauben, müssen wir berücksichtigen, dass für gläubige Patienten in der Onkologie die Seelsorge eine wichtige Trostquelle sein und Unterstützung bei der Krankheitsbewältigung geben kann. Entsprechend den Phasen des Krankheitsverlaufes erfolgen auch die Angebote phasenspezifisch. Eine besondere Bedeutung hat die Seelsorge darin, Trauerprozesse zu begleiten. Sie unterstützt die Krankheitsverarbeitung mit der Suche nach Ressourcen und knüpft dabei an Glaubenserfahrungen der Patientinnen und Angehörigen an. Des Weiteren kann sie in Gottesdienst, Gebet und Ritus Quellen der Kraft erschließen und Trost spenden. Im Sinne der Salutogenese nach Antonovsky sollen Ressourcen der Patientinnen gestärkt werden, so dass diese besser mit der Krankheit umgehen können (Riebeling und Riebartsch 2006).

Wünschenswert ist es, dass im Team mit dem Vertreter der Seelsorge ein Austausch stattfindet, so dass die Seelsorger auch über medizinische Aspekte der Erkrankung informiert sind. Im seelsorgerischen Gespräch werden auch die Angehörigen gestärkt sowie die Kommunikation unter den Familienmitgliedern gefördert. Gegebenenfalls kann auch eine Kontaktaufnahme zu Sozialdiensten im Rahmen der Kirche gefördert werden.

Durch die metaphysische Dimension der Glaubensgemeinschaften kann es in der palliativen Situation und in der Sterbephase der Seelsorge leichter fallen, das Sterben als Teil des Lebens zu akzeptieren. Gerade in unserer säkularisierten Welt wird das Bedürfnis nach metaphysischen Konzepten und Spiritualität häufig unterschätzt. Von daher ist es wichtig, im Rahmen der Betreuung onkologischer Patientinnen an die mögliche individuelle Bedeutung von Religion und Glauben zu denken und dieses im Verlauf der Erkrankung auch immer wieder mit den Patientinnen zu thematisieren. Besondere Bedeutung erlangt die Seelsorge in der Begleitung von Sterbeprozessen und in Krisensituationen. Die in der christlichen Tradition entstandenen Riten können dabei behilflich sein. In der Regel besteht vonseiten der Seelsorge eine große Offenheit, Toleranz und Respekt gegenüber den Angehörigen anderer Konfessionen. Die Vertreter der Seelsorge sind dabei behilflich, bei Bedarf den Kontakt zu den jeweiligen Vertretern anderer Glaubensrichtungen oder zur Heimatgemeinde herzustellen.

19. Screeningmethoden

Es ist gar nicht so einfach, in der täglichen Praxis rasch und zuverlässig die Patientinnen zu identifizieren, die einen erhöhten Bedarf an psychoonkologischer Betreuung haben. Hier können Screeningfragebögen hilfreich sein. Es ist jedoch in jedem Fall erforderlich, die erhobenen Resultate mit den Patientinnen zu besprechen. Die Idee, Screeningmethoden in der Versorgung von Krebspatienten einzusetzen, ist nicht neu, wird aber (noch) eher selten in der täglichen Routine umgesetzt. Im Rahmen der psychologischen Diagnostik wurden viele Screeninginstrumente entwickelt, die mittlerweile auch in der täglichen Praxis zur Anwendung kommen.

Definition Screeninginstrument:

Verfahren zur Identifizierung bestehender Merkmale aus einer großen Gruppe von Personen.

Die meisten Screeninginstrumente für psychische Störungen sind Selbstbeschreibungsfragebögen, die in einer verständlichen Sprache psychische Symptome erfassen.

19.1 Psychoonkologische Basisdokumentation (PO-Bado)

Bei der PO-Bado handelt es sich um eine Fremdeinschätzungsskala, die in drei Varianten entwickelt wurde: Standardversion (17 Items), Brustkrebsversion (21 Items), Kurzversion (7 Items). Zu den Fragebögen liegt ein Manual- und ein Interviewleitfaden vor und der Fragebogen wurde mit der Hospital Anxiety and Depression Scale (HADS), dem Fragebogen zur Belastung von Krebskranken und dem EORCT Quality of life Fragebogen validiert und hat hier gute Ergebnisse gezeigt. Die PO-Bado ist in der Praxis leicht einsetzbar und gibt im Endeffekt eine Hilfestellung hinsichtlich der Indikation für professionelle psychosoziale Unterstützung. Sie ist auch im weiteren Verlauf wiederholt einsetzbar und bei der Beschreibung des seelischen Befindens von Krebspatienten hilfreich. Die Autoren gehen davon aus, dass eine breite Verwendung der PO-Bado der Verbesserung der Behandlungsqualität dienen würde. Es liegt eine englische und eine deutsche Version vor (Herschbach et al. 2008).

Kontakt:

www.po-bado.med.tu-muenchen.de

19.2 NCCN-Distress-Thermometer

Bei dem Distress-Thermometer (DT) (Roth et al. 1998) handelt es sich um eine Selbstbeurteilungsskala, die aus einer visuellen Analogskala und einer Problemliste mit 34 Items besteht. In kurzer Zeit kann die Patientin das Ausmaß der Belastung und den Bereich ihrer Belastung angeben. Das DT ist mehrfach validiert und hat eine hohe Sensitivität. Es ist spezifisch für Krebspatienten und kann bei verschiedenen Tumorentitäten eingesetzt werden. Es liegen englische und deutsche Versionen vor.

19.3 Fragebogen zur Belastung von Krebskranken (FBK-R23)

Im FBK-R23 (Herschbach et al. 2003) werden psychosomatische Beschwerden, Angst und weitere Belastungen erfasst. Der Fragebogen eignet sich auch für den Einsatz bei verschiedenen Diagnosen und ist spezifisch für Krebspatienten. Er umfasst 23 Items sowie eine Kurzform mit 10 Items.

Mit Screeningfragebögen können jedoch auch spezifische Probleme wie Angst und Depression sowie die Lebensqualität im Krankheitsverlauf erfasst werden. Auf diese Instrumente wird in den jeweiligen Kapiteln eingegangen. Grundsätzlich ist zu bemerken, dass Patientinnen so früh wie möglich im Krankheitsverlauf auf psychosoziale Belastungen gescreent werden sollten und dass das Screening zu verschiedenen Behandlungszeitpunkten erneut durchgeführt wird. Gerade in der ambulanten onkologischen Nachsorge wird hier noch erheblicher Behandlungsbedarf gesehen (Mehnert et al. 2006). Setzt man Screeningmethoden ein, muss auch immer das Ziel einer zeitnahen und guten Anbindung an die psychosoziale Versorgung im Blick behalten werden.

Merke: Psychosoziales Screening sollte kein Selbstzweck sein. Es ist wichtig, die Ergebnisse des Screenings mit den Patientinnen zu kommunizieren.

20. Soziale Hilfen und Rehabilitation

Soziale Unterstützung hilft bei der emotionalen und kognitiven Strukturierung des Chaos, das mit der Diagnosestellung in den Vordergrund tritt. Instrumentelle Unterstützung z. B. Organisation von Haushaltshilfe und Physiotherapie oder Krankschreibung ist der Aspekt der sozialen Unterstützung der von den behandelnden Ärztinnen und Ärzten geleistet wird. Dies alles unterstützt die Wertschätzung der Person, aber bestätigt auch die Weiblichkeit und kann nicht hoch genug in seiner Bedeutung für den Genesungsprozess eingeschätzt werden. Idealerweise kommt es durch die beteiligten Personen zur Bildung eines Netzwerks, das auch im weiteren Verlauf belastbar ist.

Die Organisation der psychosozialen Hilfen erfolgt über die Mitarbeiter des Sozialdienstes. Ein erster Kontakt mit der/dem SozialarbeiterIn sollte möglichst schon in der Klinik früh nach Diagnosestellung erfolgen. Hier können viele berufliche und organisatorische Fragen kompetent geklärt werden. Auch die Beantragung eines Schwerbehindertenausweises fällt in den Kompetenzbereich der/des SozialarbeitersIn.

Der Schwerbehindertenstatus wird nach Krebserkrankung für 5 Jahre bewilligt. Er erlischt, wenn in diesem Zeitraum kein Rezidiv oder eine Metastasierung der Erkrankung aufgetreten sind. Es gibt jedoch auch Ausnahmesituationen, bei denen eventuell der Grad der Behinderung (GdB) Schwerbehinderung nur gemindert wird und nicht vollständig entfällt (z. B. bleibt bei einer Mastektomie ohne Wiederaufbau ein GdB von 30 % erhalten). Die Vergünstigungen, die mit ihm verbunden sind, sind in Tabelle 6 aufgeführt. Bei Problemen mit der Antragstellung hilft die Hauptfürsorgestelle für Schwerbehinderte.

Tab.6: Schwerbehindertenstatus

- Ca. 5 Kalendertage Zusatzurlaub/Jahr
- Kündigungsschutz
- Steuervergünstigungen
- Altersrente ab 63 Jahre

Anmerkung zur Altersrente: Analog zur Neuregelung der Altersrente gilt diese Altersgrenze bis Jahrgang 1951, danach erfolgt eine stufenweise Anhebung in den Jahrgängen 1952 bis 1963; ab Jahrgang 1964 beträgt die Altersgrenze 65 Jahre.

Eine Haushaltshilfe kann bei der Krankenkasse oder dem Rentenversicherungsträger beantragt werden, wenn Kinder unter 12 Jahren oder behinderte Kinder im Haushalt leben.

Krankengeld erhält die Patientin, wenn sie länger als 6 Wochen wegen der gleichen Erkrankung arbeitsunfähig ist. Das Krankengeld beträgt ca. 70 % des Bruttoentgelts und wird über die Dauer von 78 Wochen gezahlt. Dauert die Arbeitsunfähigkeit länger, dann sollte die Patientin rechtzeitig einen Antrag auf Erwerbsminderungsrente stellen. Sie ist nach Ende des Krankengeldbezugs die soziale Folgeleistung. Die Erwerbsminderungsrente wird als Rente auf Zeit (ein bis drei Jahre) bewilligt, kann aber auf Antrag verlängert werden. Grundbedingung für die Erwerbsminderungsrente ist der Nachweis einer Mindestversicherungszeit von 5 Jahren und drei Jahre Pflichtbeitragszeit in den letzten 5 Jahren, wobei Kindererziehungszeiten dazugerechnet werden. Ist auch nach der Rente auf Zeit keine Besserung des Gesundheitszustands zu erwarten, muss eine Rente auf Dauer beantragt werden.

Nach Ende der Primärtherapie oder im Falle einer Metastasierung auch nach Abschluss einer Behandlungsphase sollte eine Anschlussheilbehandlung erfolgen, die der Wiederherstellung der Arbeitsfähigkeit und der Verhinderung einer Verschlechterung der gesundheitlichen Situation dient. Medizinische Rehabilitation gibt es aber auch für Menschen, die nicht oder nicht mehr im Erwerbsleben stehen. Leistungen zur medizinischen Rehabilitation werden als sogenannte Leistungen zur Teilhabe je nach Zuständigkeit von den Rentenversicherungsträgern, gesetzlichen Krankenkassen, von der gesetzlichen Unfallversicherung, von der Versorgungsverwaltung, von den Trägern der öffentlichen Jugendhilfe oder von den Sozialhilfeträgern erbracht (§ 6 SGB IX). Für Personen im arbeitsfähigen Alter und bei Krebserkrankungen auch bei Rentnern ist in der Regel die gesetzliche Rentenversicherung zuständig. Die Zuständigkeit eines Rentenversicherungsträgers ist gegeben, sobald der Versicherte, um dessen Leistungsfähigkeit es geht, die Wartezeit von 15 Jahren erfüllt hat oder er in den letzten 2 Jahren 6 Kalendermonate Pflichtbeiträge erbracht hat oder bereits eine Rente wegen verminderter Erwerbsfähigkeit bezieht (§ 11 SGB VI).

Bei einer onkologischen Erkrankung wird eine zweite Rehabilitationsmaßnahme innerhalb einer 2-Jahresfrist nach Abschluss der Primärbehandlung nur noch bei erheblichen Funktionseinschränkungen gewährt. Eine dritte Maßnahme kann beantragt werden, wird aber nur noch in außergewöhnlichen Ausnahmefällen bewilligt.

Grundsätzlich kann eine onkologische Rehabilitation ambulant oder stationär erfolgen und dauert meist drei bis vier Wochen. Oft macht es aus psychoonkologischer Sicht Sinn, die Rehabilitation stationär durchzuführen, um die Frauen für eine gewisse Zeit von ihren Alltagsbelastungen zu entlasten.

Merke: „Reha vor Rente" (§ 9 Sozialgesetzbuch VI).

Die Deutsche Rentenversicherung ist Ansprechpartnerin für alle Fragen im Zusammenhang mit Rehabilitation und Rente. Darüberhinaus gibt es noch spezifische Rehabilitationsangebote z. B. der Rexrodt-von Fircks-Stiftung, die die Rehabilitation brustkrebserkrankter Frauen gemeinsam mit ihren Kindern fördert.

Merke: Es besteht das Risiko der sozialen Isolation durch die Krebserkrankung, es kann der Karrierestopp und/oder Arbeitsplatzverlust drohen. Dies kann zur maximalen Verunsicherung der betroffenen Frau führen.

20.1 Hamburger Modell

Die berufliche Wiedereingliederung nach längerer krankheits-
bedingter Arbeitsunfähigkeit kann nach der Rehabilitation stufenweise im Rahmen des Hamburger Modells erfolgen, wobei für
eine Eingliederung über das Hamburger Modell nicht zwingend
eine Rehabilitation stattgefunden haben muss. Geregelt ist das
Hamburger Modell in § 74 SGB V und gleichlautend für den Fall
behinderter oder konkret von Behinderung bedrohter Menschen
in § 28 SGB IX.

Der Arbeitnehmer stimmt mit seinem Arzt einen Einglie-
derungsplan ab, der dem Genesungsfortschritt des Arbeitnehmers
entspricht. Die Arbeitsaufnahme kann so mit wenigen Stunden
täglich beginnen und stufenweise bis zur vollen Arbeitszeit gesteigert werden. Die Dauer der Maßnahme liegt im Regelfall zwischen wenigen Wochen und mehreren Monaten. Die Zustimmung von Arbeitgeber und Krankenkasse (bei Beamten ist die
Zustimmung der Krankenkasse nicht notwendig) ist vor Beginn
der Maßnahme erforderlich.

Während der Maßnahme erhält der Arbeitnehmer weiterhin
Krankengeld bzw. Übergangsgeld (Entgeldersatzleistung der Sozi-
alversicherungsträger), d. h. dem Arbeitgeber entstehen keine
Lohnkosten. Der Bezug von Kranken- oder Übergangsgeld wird
je nach Trägerschaft der Maßnahme festgelegt (z. B. Deutsche
Rentenversicherung oder Krankenkasse). Es besteht kein weiterer
Anspruch auf Vergütung. Bei Beamten werden, im Gegensatz zu
Arbeitern und Angestellten, die Dienstbezüge weiter in voller
Höhe gezahlt. Der Arbeitnehmer ist weiterhin arbeitsunfähig er-
krankt. Beamte hingegen, gelten in dieser Zeit als (beschränkt)
dienstfähig – mit allen Rechten und Pflichten (Urlaub, Dienstun-
fähigkeit wegen Krankheit usw.).

Wichtiger Hinweis: Die Wiedereingliederung muss innerhalb
der 78 Wochen des Krankengeldbezuges stattfinden, da auch im
Hamburger Modell nach dieser Zeit die Krankengeldzahlung eingestellt wird.

Oft ist eine Krebserkrankung mit finanziellen Einbußen verbunden, sie kann einen Karrierestopp oder -knick bedingen. Gefähr-

det sind besonders alleinerziehende oder ältere Frauen, die sowieso häufiger ungünstigere soziale Bedingungen haben.

Kontakt:

www.reha-verbund.de
www.vdr.de
www.rvfs.de
www.integrationsaemter.de

21. Sport und Krebs

Bewegung gilt heute als wichtiger Faktor in der Vorbeugung verschiedenster Erkrankungen. Regelmäßige körperliche Aktivität soll auch zur Prävention einiger Krebsarten dienen (Orsini et al. 2008). Menschen, die sich viel bewegen, erkranken statistisch gesehen seltener als die Durchschnittsbevölkerung an Kolon- oder Mammakarzinomen. Bei weiteren Tumorarten besteht ebenfalls ein Zusammenhang, wenn auch weniger ausgeprägt.

Bewegung und Sport spielen aber auch für bereits Erkrankte eine wichtige Rolle. Mögliche Krankheits- und Therapiefolgen wie etwa Einschränkungen der Beweglichkeit können durch gezielte Übungen und Krankengymnastik vermindert oder ganz vermieden werden. Angepasstes Bewegungstraining verbessert die Fatigue-Symptomatik, unter der viele Patientinnen noch lange nach der Therapie leiden. Schließlich gibt es viele Untersuchungen, die den positiven Einfluss von Bewegung auf die psychische Situation von Krebspatienten belegen.

Ob regelmäßiges Training auch das Rezidivrisiko mindert, ist bisher nicht ausreichend bewiesen. Allerdings gibt es Studien, die zumindest die negativen Folgen mangelnder sportlicher Aktivität nachweisen: Bleiben Mammakarzinompatientinnen nach ihrer Erkrankung stark übergewichtig, bewegen sich wenig und leiden sie unter einem metabolischen Syndrom, so ist das Rezidivrisiko erhöht.

Was das allgemeine Wohlbefinden und die Aufrechterhaltung eines guten Allgemeinzustands durch ausreichende Bewegung für die Prognose von Krebspatienten bedeutet, ist ebenfalls nicht eindeutig bewiesen. Deutlich ist dagegen der Einfluss auf die Lebensqualität von Patienten. Ein wichtiger Aspekt ist, dass über eine wenig oder gar nicht eingeschränkte körperliche Beweglichkeit auch wieder Vertrauen in die Leistungsfähigkeit des eigenen Körpers gewonnen werden kann.

Insgesamt wird ein Potential für günstige und messbare Auswirkungen der sportlichen Aktivität auf folgenden Gebieten gesehen:

- Kardiopulmonale Funktion
- Lebensqualität
- Globale Gesundheit
- Kraft
- Schlafqualität
- Selbstbewusstsein
- Geringere Gewichtszunahme
- Depression
- Angst
- Erschöpfung

Hinweise auf den Umfang der körperlichen Aktivität gibt Baumann (2008). Empfohlen werden mindestens 30 min schnelles Gehen, Joggen oder Rad fahren an mindestens 5 Tagen/Woche.

Die bislang vorliegenden wissenschaftlichen Daten haben noch nicht dazu geführt, dass allen Krebspatientinnen schon während der akuten Therapiephase zu Sport geraten wird. Generelle Empfehlungen würden hier auch keinen Sinn machen, da die individuellen Ausgangsbedingungen, die während der Therapie beachtet werden müssen, zu unterschiedlich sind.

Während einer Chemotherapie sind oft selbst sehr sportliche Patientinnen nicht leistungsfähig genug, um ihr normales Bewegungspensum zu bewältigen. Körperliche Aktivität ist allerdings in der Regel günstig und die Patientinnen sollten in ihrem Bedürfnis nach sportlicher Betätigung unterstützt werden. Drohen aufgrund der Chemotherapie Infektionen oder besteht eine Anämie, wäre allerdings ausgeprägte körperliche Aktivität eher schädlich. Bei einer Strahlentherapie sind die Bedingungen ebenfalls oft durch die Therapie vorgegeben. Bestrahlte Patientinnen müssen zudem auch die Empfindlichkeit der betroffenen Hautstellen beachten: Sonne, Schweiß und scheuernde Kleidung sollten vermieden werden.

In der Rehabilitationsphase findet für die meisten Patientinnen dann der Übergang von der Physiotherapie zum Bewegungstraining unter Anleitung statt.

Patientinnen mit fortgeschrittenen Krebserkrankungen, Schmerzen oder starkem Gewichtsverlust brauchen eine individuelle Beratung, ob und wenn ja wie viel sie sich an körperlicher Belastung zumuten dürfen. Bestehen Knochenmetastasen, muss bei der sportlichen Aktivität die Frakturgefahr berücksichtigt werden. Komplikationen durch völlig fehlende Aktivität gilt es aber ebenfalls zu vermeiden. Dazu gehören zum Beispiel Auswirkungen auf die Stimmung, Appetitlosigkeit, Muskelabbau oder auch Kreislauf- und Lungenbeschwerden.

Ebenfalls im Rahmen der Rehabilitation werden Sportprogramme in den Kliniken angeboten. Die Therapeuten passen ihr Angebot auf die besonderen Bedürfnisse an, die Patientinnen mit bestimmten Tumorarten oder nach einschränkenden Eingriffen haben können.

In der Nachsorge sollte Sport einen festen Stellenwert haben. Patientinnen, die ihre Erkrankung gut verkraftet haben und schon immer sportlich aktiv waren, finden meist leicht zu ihrem gewohnten Training zurück.

Betroffene, die Probleme haben, ausreichende Bewegung in ihren Alltag zu integrieren oder vor der Erkrankung nicht viel Sport betrieben haben, sollten sich zunächst beraten lassen. Eventuell können nach einer sportmedizinischen Untersuchung zur Belastbarkeit, Ratschläge zu Trainingsumfang und Belastungsgrenzen gegeben werden.

Sport in der Krebsnachsorge kann auch ärztlich verordnet werden. Die gesetzlichen Krankenversicherungen beteiligen sich an den Kosten. Der Arzt muss den „Antrag auf Kostenübernahme für Rehabilitationssport" ausfüllen, die Diagnose Krebs bestätigen und die Einschränkung benennen, die durch Sport gemildert oder vermieden werden soll. Auch die Anzahl und Dauer der Übungseinheiten wird angegeben, ähnlich wie bei Massagen oder physiotherapeutischen Maßnahmen gemäß der Heil- und Hilfsmittelrichtlinien. Die erforderlichen Formulare können bei der zuständigen Kassenärztlichen Vereinigung angefordert werden.

Bundesweit unterschiedlich werden in Verbänden, Vereinen oder an Universitäten (z. B. Münchner Lebensstil-Programme Train to target und Treat to Target) spezielle Sportprogramme für Krebspatienten angeboten. Hier ist es sinnvoll, sich über die Projekte in der eigenen Region zu informieren.

Auch wenn unbestritten ist, dass sportliche Aktivität sich auf eine Vielzahl von Parametern positiv auswirkt, ist die Bedeutung von sportlicher Aktivität im Zusammenhang mit einer Krebserkrankung aus wissenschaftlicher Seite gar nicht so einfach zu bewerten. Kirshbaum (2007) fordert, dass methodisch bessere Studien durchgeführt werden müssen, um diesbezüglich ein eindeutiges Urteil zu fällen.

Merke: Angemessenen körperliche Aktivität wirkt sich in (fast) allen Krankheitsphasen günstig aus!

Kontakt:

www.sportprogesundheit.de

22. Weiterbildungsmöglichkeiten, Supervision für Gynäkologen

Mittlerweile gibt es viele Weiterbildungsmöglichkeiten in der Psychoonkologie. Sie sollten aber wissen, das der Begriff „Psychoonkologie" nicht geschützt ist. Vor der Teilnahme ist es notwendig sich zu informieren, welche Ausbildungsinhalte in dem jeweiligen Curriculum vermittelt werden und ob eine Anerkennung der für Sie zuständigen Fortbildungskammern oder auch gegebenfalls der Zertifizierungseinrichtungen der Organzentren vorliegt. Die folgende Liste stellt eine Auswahl des vorhandenen Angebots dar und erhebt keinen Anspruch auf Vollständigkeit.

22.1 Weiterbildung Psychosoziale Onkologie (WPO)

Für die besonderen Anforderungen in der Psychoonkologie wurde gemeinsam von der Arbeitsgemeinschaft Psychoonkologie (**PSO**) innerhalb der Deutschen Krebsgesellschaft und der Deutschen Arbeitsgemeinschaft für Psychoonkologie (**dapo**) eine systematische Weiterbildung für alle Professionellen entwickelt, die seit 1994 angeboten wird. Diese Weiterbildung bietet die Arbeitsgemeinschaft für Psychoonkologie (**PSO**) der Deutschen Krebsgesellschaft e. V. gemeinsam mit der Deutschen Arbeitsgemeinschaft für Psychosoziale Onkologie e. V. (**dapo**) an. Inhaltlich werden Grundlagenkenntnisse in medizinischer und psychosozialer Onkologie vermittelt. Das Ziel ist die Förderung psychosozialer Konzepte im Rahmen der interdisziplinären Tumorbehandlung, um die Lebensqualität aller Beteiligten zu erhöhen.

Das Curriculum ist nicht für Berufsanfänger konzipiert.

22.2 Kommunikationstraining für onkologisch tätige Ärztinnen und Ärzte

Die **WPO** bietet ein spezifisches Kommunikationstraining für onkologisch tätige Ärztinnen und Ärzte an. Ziele der Fortbildung sind das Erlernen einer patientenzentrierten Gesprächsführung, die Verbesserung der Kommunikation mit Patienten und Angehörigen, Entwicklung eines effizienten Gesprächsstils und die Selbstreflexion der eigenen beruflichen Beziehungsgestaltung.

Kontakt:

www.wpo-ev.de
www.pso-ag.de
www.dapo-ev.de

22.3 Curriculum Psychoonkologie ID-Institut Kassel

Hierbei handelt es sich um eine zertifizierte Fortbildung für Ärztinnen und Psychologische Psychotherapeutinnen.

Das Curriculum Psychoonkologie verbindet aktuelles interdisziplinäres Wissen und spezifische Interventionsstrategien. Vielfältige hilfreiche Anwendungen und praktische Übungen im Rahmen eines interaktiven Lernkonzeptes gewährleisten den Praxisbezug. Besonderer Wert wird auf die Berücksichtigung der weiblichen Perspektive gelegt. Das Curriculum ist ausgerichtet an den Bedürfnissen von Ärztinnen und Psychologinnen, die mit onkologischen Patientinnen arbeiten oder arbeiten wollen.

Das Curriculum wird von der Deutschen Gesellschaft für Psychosomatische Frauenheilkunde und Geburtshilfe (**DGPFG**) empfohlen.

Kontakt:

www.id-institut.de

22.4 Fortbildungscurriculum Psychoonkologie der Deutsche Psychologen Akademie (DPA) in Verbindung mit dem ID-Institut Kassel

Die Zielgruppe des Curriculums Psychoonkologie sind Diplom-Psycholog(inn)en, Ärztinnen und Ärzte sowie Kinder- und Jugendlichenpsychotherapeut(inn)en. Das vorliegende Curriculum umfasst 120 h und vermittelt einen praxisnahen, umfassenden

Überblick über aktuelles psychoonkologisches Basiswissen. Es gibt vielfältige Anregungen für ein integratives, ressourcenorientiertes Vorgehen im Rahmen eines psychoonkologisch-salutogenetischen Behandlungsansatzes. Das Curriculum eignet sich sowohl für neu in diesem Arbeitsbereich Tätige als auch für erfahrene Praktikerinnen und Praktiker. Die didaktische Gestaltung umfasst Vorträge, Gruppenarbeit sowie Selbsterfahrung. Diese Veranstaltung ist nur en bloc buchbar.

Kontakt:

www.dpa-bdp.de

22.5 KOMPASS: Kommunikative Kompetenz zur Verbesserung der Arzt-Patient-Beziehung

Die Inhalte des Trainings werden im Wesentlichen durch die Anliegen der Teilnehmer bestimmt. Zu den wichtigsten, häufig wiederkehrenden Themenbereichen zählen

- Überbringen schlechter Nachrichten in allen Phasen von Krebserkrankungen
- Gemeinsame Therapieentscheidungen treffen
- Umgang mit heftigen Emotionen bei Patienten und Angehörigen
- Umgang mit existenziellen Grenzen, Sterben, Tod

Das Training erfolgt unter Verwendung von Rollenspielen, wobei eine Vielzahl unterschiedlicher Modelle (z. B. mit/ohne Schauspieler als Patientendarsteller) je nach konkreten Erfordernissen eingesetzt werden. Wichtiges Element der Kurse sind Rückmeldungen von Kollegen und Trainern. Das macht unterschiedliche Erlebnisweisen deutlich, schult die Aufmerksamkeit und Wahrnehmungsfähigkeit und erweitert das kommunikative Repertoire. Um einen größtmöglichen Nutzen und Lernerfolg zu gewährleisten, erfolgt das Training in kleinen Gruppen mit ausreichend Zeit (20 Stunden in 2–21/2 Tagen).

Kontakt:

www.kompass-o.de

Unabhängig von einer systematischen Weiterbildung auf dem psychoonkologischen Sektor oder Teilnahme an einem Curriculum ist es ratsam, regelmäßige Supervision oder Intervision im Team zu etablieren, um so mit der emotionalen Belastung in der Arbeit mit Krebserkrankten auch auf Dauer gut zurechtzukommen.

Definition Intervision:

Intervision ist eine kollegiale Beratungsform, die in ihrem Anliegen der Supervision nahe kommt. Im Unterschied zur Supervision wird die Intervision reihum geleitet: Ein Kollege bringt einen Fall ein, ein anderer leitet die Beratung)

Literatur:

Lippmann E: Intervision – Kollegiales Coaching professionell gestalten. Springer-Verlag Berlin Heidelberg 2003
Tietze KO: Kollegiale Beratung – Problemlösungen gemeinsam entwickeln. Rowohlt-Verlag Reinbek 2003

23. Burn-out-Syndrom

Die psychische Belastung in den helfenden Berufen ist hoch, weshalb Angehörige dieser Berufe als besonders gefährdet für das Burn-out-Syndrom gelten. Diese Überlastungen werden aber häufig von den Betroffenen bagatellisiert. Dabei ist bekannt, dass die Suizidrate in der Ärzteschaft im Vergleich zur Gesamtbevölkerung um 1,3–3,4-fach erhöht ist. Auch die Suchtgefährdung ist bei Ärzten vermehrt. Bezüglich des Substanzabusus ist beachtenswert, dass 10–15 % aller Mediziner im Laufe ihres Lebens mit Alkohol und anderen Drogen Probleme haben.

Unter dem Burn-out-Syndrom versteht man einen Zustand körperlicher, seelischer und geistiger Erschöpfung, der sich in einer beruflichen Belastungssituation entwickelt hat. Es handelt sich um ein Reaktionssyndrom, das mit Arbeits – und Organisationsstrukturen sowie den gestellten Aufgaben und persönlichen Merkmalen zusammenhängt. Letztlich verläuft es bei jeder Person persönlich unterschiedlich und in einer eigenen Form. „Ausgebranntheit ist das Leiden am Leid der Anderen" (Dorst 2006).

Ursache des Burn-out-Syndroms:

Resultat andauernder oder wiederholter emotionaler Belastung im Zusammenhang mit langfristigem intensivem Einsatz für andere Menschen (Aronson et al 1983).

In besonderem Maße gilt das gesagte für in der Onkologie tätige Ärztinnen und Ärzte. Umso wichtiger scheint für diese Personengruppe die Auseinandersetzung mit vorbeugendem Verhalten zu sein. Im beruflichen Alltag sind sie ständig mit dem Leid, den Problemen, Schmerzen und Ängsten Anderer konfrontiert. Es ist eine Tätigkeit, die emotional involvierend ist und zu einer besonderen Beanspruchung führt.

Obwohl das Wissen um gesundheitserhaltenden Lebensstil vorhanden ist und entsprechende Ratschläge den Patientinnen auch immer wieder erteilt werden, werden diese Aspekte im eigenen Leben zu wenig beachtet und umgesetzt. In Bezug auf die eigene Person wird die Gefahr des Ausbrennens verleugnet. Dies wirkt sich negativ auf die Arbeitsfähigkeit aus. Es erfolgt eine Entwertung der Arbeit, häufig auch ein Rückzug von den Patientinnen und mangelnde Kommunikation. Im besonderen Maß gefährdet sind hier paradoxerweise gerade die sehr engagierten Kolleginnen und Kollegen („Nur jemand, der einmal entflammt war, kann auch ausbrennen!" nach Pines, Aronson & Kafry, 1981).

Häufig findet man bei den Angehörigen helfender Berufe auch eine ausgeprägte Über-Ich-Struktur, die Pausen und regenerierende Aktivitäten nicht erlaubt. Für sich selbst gut zu sorgen ist jedoch eine wichtige Voraussetzung für therapeutische Wirksamkeit. Das sogenannte „Self-caring" auch unter den Alltagsbelastungen im Blick zu behalten, ist Aufgabe der eigenen Lebensgestaltung und sicherlich als Burn-out-Prophylaxe zu betrachten. Hilfreich kann es sein, sich Zeit zu nehmen, die eigenen verschiedenen Lebensbereiche einmal kritisch zu betrachten.

Dorst (2006) formuliert folgende Fragen zur Anregung einer Auseinandersetzung mit der eigenen Belastung:

• Was liebe ich an meinem Beruf?
• Welche Bestätigungen gibt er mir?
• Welche Belastungen- und Negativseiten hat der Beruf für mich?
• Wann kommen mir Gedanken an einen Berufsausstieg?
• Wie wirkt sich mein Lebensstil auf meine Gesundheit aus?
• Welche meiner Fähigkeiten führen ein Schattendasein und werden zu wenig von mir gelebt?
• Was wollte ich schon immer einmal erleben, tun oder ausprobieren?
• Welche „berufsbedingten Macken" könnten andere an mir wahrnehmen?
• Was stimmt nicht an meinem Zeitmanagement?
• Was belastet mich besonders in der Begleitung krebskranker Patientinnen?
• Was gibt mir diese Arbeit und wie fördert sie mich?
• Welchen Rat gebe ich meinen Patientinnen öfter?

- In welchem Maße gilt dies auch für mich persönlich?
- Von wem kann ich selbst Hilfe bekommen und annehmen?
- Worüber klagt mein Partner/meine Partnerin, wenn wir über meinen Beruf und unser Privatleben sprechen?
- Was macht mir am Nachdenken über mich selbst am meisten Sorge?
- Was könnte ich mir als nächstes erlauben?

Literatur:

Burisch M: Das Burnout-Syndrom. Theorie der inneren Erschöpfung. Springer-Verlag Berlin 2006

Gussone B, Schiepeck G: Die Sorge um sich. Burnout-Prävention und Lebenskunst in helfenden Berufen. dgvt-Verlag Tübingen 2000

Weiterführende Literatur

Bücher

Pines AM, Aronson E, Kafry D: Ausgebrannt. Vom Überdruss zur Selbstentfaltung. Klett-Cotta-Verlag Stuttgart 1983

Ditz S, Diegelmann C, Isermann M (Hrsg.): Psychoonkologie – Schwerpunkt Brustkrebs. Kohlhammer-Verlag Stuttgart 2006

Herschbach P, Heußner P: Einführung in die psychoonkologische Behandlungspraxis. Klett-Cotta-Verlag Stuttgart 2008

Isermann M, Diegelmann C (Hrsg.): Ressourcenorientierte Psychoonkologie: Körper und Psyche ermutigen. Kohlhammer-Verlag Stuttgart 2009

Koch U, Weis J (Hrsg.): Psychoonkologie. Eine Disziplin in der Entwicklung. Hogrefe-Verlag Göttingen 2009

Romer G, Hagen M: Kinder körperlich kranker Eltern. Hogrefe-Verlag Göttingen 2007

Tschuschke V: Psychoonkologie. Psychologische Aspekte der Entstehung und Bewältigung von Krebs. Schattauer-Verlag Stuttgart 2002

Artikel und einzelne Buchkapitel

Aaronson NK, Ahmedzai S, Bergman B, Bullinger M, Cull A, Duez NJ, Filiberti A, Flechtner H, Fleishman S, de Haes JCJM, Kaasa S, Klee M, Osoba D, Razavi D, Rofe PB, Schraub S, Sneeuw K, Sullivan M, Takeda F: The European Organization for Research and Treatment of Cancer QLQ-C30: A Quality-of-Life Instrument for Use in International Clinical Trials in Oncology. J Natl Cancer Inst 1993, 85: 365–376

Aro AR, De Koning HJ, Schreck M, Henriksson M, Anttila A, Pukkala E: Psychological risk factors of incidence of breast cancer: a prospective cohort study in Finland. Psychol Medicine 35(10): 1515–1521, 2005

Barnes J, Kroll L, Burke O, Lee J, Jones A, Stein A: Qualitative interview study of communication between parents and children about maternal breast cancer. Br Med J 2000, 321(7259): 479–482

Baumann C: Fatigue – Ein vernachlässigtes Thema bei Brustkrebspatienten. KOK – Breast Care Seminar Hannover 2008

Baumann FT: Ausdauertraining mit Krebspatienten. In: Baumann FT, Schüle K (Hrsg.): Bewegungstherapie bei Sport und Krebs. Deutscher Ärzte-Verlag Köln 2008

Beckjord E, Compas BE: Sexual quality of life in women with newly diagnosed breast cancer. J Psychosocial Oncol 2007, 25: 19–36

Beckmann MW, von Minkwitz G, Pfisterer J et al.: To follow up or not to follow up? Nachsorge beim Mammakarzinom und bei gynäkologischen Malignomen. Frauenarzt 2003, 44: 316–323

Bodden-Heidrich R: Psychosomatische Aspekte der operativen Gynäkologie. In: Stauber M, Kentenich H, Richter D: Psychosomatische Geburtshilfe und Gynäkologie. Springer Berlin 1999, S. 532–548

Bürger E: Palliativmedizin. In: Ditz S, Diegelmann C, Isermann M (Hrsg.): Psychoonkologie – Schwerpunkt Brustkrebs. Kohlhammer-Verlag Stuttgart 2006. S. 63–76

Burbie GE, Polinsky ML: Intimacy and sexuality after cancer treatment: restoring a sense of wholeness. J Psychosoc Oncol 1992, 10: 19–33

Cella DF, Tulsky DS, Gray G, Sarafian B, Linn E, Bonomi A, Silberman M, Yellen SB, Winicour P, Brannon J: The Functional Assessment of Cancer Therapy scale: development and validation of the general measure. J Clin Oncol. 1993, 11(3): 570–579

COSIP-Studie (2006): COSIP – "Children of Somatically Ill Parents"; Kinder schwer kranker Eltern: Vier Sonnen für Mama. Deutsches Ärzteblatt 103, Ausgabe 23, S. A–1584

Diegelmann C: Ressourcenorientierte psychoonkologische Psychotherapie. In: Ditz S, Diegelmann C, Isermann M (Hrsg.): Psychoonkologie – Schwerpunkt Brustkrebs. Kohlhammer-Verlag Stuttgart 2006. S. 187–197

Dorst B: Burn-out-Prophylaxe und die Sorge um sich selbst. In: Ditz S, Diegelmann C, Isermann M (Hrsg.): Psychoonkologie – Schwerpunkt Brustkrebs. Kohlhammer-Verlag Stuttgart 2006. S. 198–205

Fennesz U: Körperliche und seelische Reaktionen als Folge medizinischer Eingriffe am Beispiel der Hysterektomie. In: Springer-Kremser M, Ringler M, Eder A: Patient Frau. Psychosomatik im weiblichen Lebenszyklus. Springer-Verlag Wien 1991, S. 205–218

Haan D, Baker F, Denniston M, Gesme D, Reding D, Flynn T, Kennedy J, Kieltyka L: The influence of social support on depressive cancer patients – age and gender differences. J Psychosom Res 2002, 52: 279–283

Helgeson V: Recent advances in psychological oncology. J Consult Clin Psychol 2005, 73: 268–271

Henson H: Breast cancer and sexuality. Sex Disabil 2002, 20: 4

Herschbach P, Book K, Brandl T, Keller M, Lindena G, Neuwöhner K, Marten-Mittag B: Psychological distress in cancer patients assessed with an expert rating scale. Br J Cancer 2008, 99(1): 37–43

Herschbach P, Berg P, Dankert A, Duran G, Engst-Hastreiter U, Waadt S, Keller M, Ukat R, Henrich G: Fear of progression in chronic diseases: psychometric properties of the Fear of Progression Questionnaire. J Psychosom Res. 2005, 58(6): 505–511

Herschbach P, Marten-Mittag B, Henrich G: Revision und psychometrische Prüfung des Fragebogen zur Belastung von Krebskranken (FBK-R23). Z Med Psychol 2003, 12: 1–8

Hordern A: Intimacy and sexuality for the woman with breast cancer. Cancer Nursing 2000, 23: 230–236

Jacobsen PB, Meade CD, Stein KD, Chirikos TN, Small BJ, Ruckdeschel JC: Efficacy and costs of two forms of stress management for cancer patients undergoing chemotherapy. JCO 2002, 20(12): 2851–2862

Jacobson GF: Crisis intervention in the 1980"s. Jossey Bass San Francisco 1980

Janis IL: Psychological stress: Psychoanalytical and behavioral studies of surgical patients. Academic Press New York 1958

Kappauf HW. Kommunikation in der Onkologie. Onkologe 2004, 10: 1251–1260

Keller M, Sommerfeldt S, Fischer J, Knight L, Riesbeck M, Löwe B, Herfarth Ch, Lehnert T: Recognition of distress and psychiatric morbidity in cancer patients: a multi-method approach. Ann Oncol 2004, 15: 1243–1249

Klaschik E: Medikamentöse Schmerztherapie bei Tumorpatienten. Ein Leitfaden. Pallia Med-Verlag Bonn 2008

Kirshbaum MN: A review of the benefits of whole body exercise during and after treatment for breast cancer. J Clin Nurs 2007, 16: 104–121

Larbig W: Psychoonkologische Interventionen – Kritisches Review. Psychother Psychosom Med Psychol 1998, 48: 381–389

Laux L, Glanzmann P, Schaffner P, Spielberger CD: Das State-Trait-Angstinventar. Theoretische Grundlagen und Handanweisung. Beltz-Verlag Weinheim 1981

Leitlinie Endometriumkarzinom, AWMF-Register Nr. 032/034

Leitlinie Maligne Ovarialtumoren, AWMF-Register Nr. 032/035

Leitlinie Mammakarzinom, AWMF-Register Nr. 032/045

Leitlinie Trophoblasttumoren, AWMF-Register Nr. 032/049

Leitlinie Zervixkarzinom; AWMF-Register Nr. 032/033

Lerman C, Miller SM, Scarborough R, Hanjani P, Nolte S, Smith D: Adverse psychologic consequences of positive cytologic cervical screening. Am J Obstet Gynecol 1991, 165(3): 658–662

Leszcz M: Gruppenpsychotherapie bei Brustkrebspatientinnen. Psychotherapeut 2004, 49: 314–330

Lobb E, Meiser B: Genetic counselling and prophylactic surgery in women from families with hereditary breast or ovarian cancer. Lancet 2004, 363(9424): 1841–1842

Maguire P: The psychological and social consequences of breast cancer. Nursing Mirror 1975; 140: 54–57

Manne SL: Cancer in the marital context: A review of the literature. Cancer Invest 1998, 16: 188–202

Margolis G, Goodman RL, Rubin A: Psychological effects of breast-conserving cancer treatment and mastectomy. Psychosomatics 1990, 31: 33–39

Mehnert A, Lehmann C, Cao P, Koch U: Die Erfassung psychosozialer Belastungen und Ressourcen in der Onkologie – Ein Literaturüberblick zu Screeningmethoden und Entwicklungstrends. Psychother Psych Med 2006; 56: 462–479

Mendoza TR, Wang XS, Cleeland CS et al.: The rapid assessment of fatigue severity in cancer patients: use of the Brief Fatigue Inventory. Cancer 1999, 85: 1186–1196

Nano MT, Gill PG, Kollias J, Bochner MA, Malycha P, Winefield HR: Psychological impact and cosmetic outcome of surgical breast cancer strategies. ANZ J Surg 2005, 75: 940–947

Neises M, Sabok Sir M: Lebensqualität von Mammakarzinompatientinnen unter den besonderen Aspekten der Operationsart und des Alters. In: Frick-Bruder V, Kentenich H, Scheele M (Hrsg.). Psychosomatische Gynäkologie und Geburtshilfe. Psychosozial-Verlag Gießen 1995, S. 232–244

Neises M, Schuth W: Psychoonkologie. In: Stauber M, Kentenich H, Richter D: Psychosomatische Geburtshilfe und Gynäkologie. Springer Verlag Berlin 1999, S. 549–579

Olbricht I: Was Frauen krank macht. Zur Psychosomatik der Frau. Kösel-Verlag München 2002

Orsini N, Mantzoros CS, Wolk A: Association of physical activity with cancer incidence, mortality, and survival: A population based study of men. Brit J Canc 2008, 98: 1864–1869

Passik SD, Dugan W, McDonald MV et al.: Oncologists reconition of depression in their patients with cancer. J Clin Oncol 1998, 16: 1594–1600

Petticrew M, Bell R, Hunter D: Influence of psychosocial coping on survival and recurrence in people with cancer: systematic review. BMJ 2004, 325: 1066–1067

Pines AM, Aronson E, Kafry D: Burnout: From Tedium to Personal Growth. Free Press New York 1981

Reichle T: Subjektive Ätiologievorstellungen von Frauen mit Malignom in der Nachsorge. Med. Diss. Universität Freiburg 1995

Reinert E, Butzke H (Hrsg.): Praktische Psychoonkologie. Tumorzentrum Freiburg 2006

Riebeling K, Riebartsch N: Seelsorgerische Aspekte zur Krankheitsbewältigung bei onkologischen Patienten. In: Reinert E, Butzke H (Hrsg.): Praktische Psychoonkologie. Tumorzentrum Freiburg 2006, S. 39–43

Roth AJ, Kornblith AB, Batel-Copel L, et al.: Rapid screening for psychologic distress in men with prostate carcinoma. Cancer 1998, 82: 1904–1908

Sardell AN, Trierweiler SJ: Disclosing the cancer diagnosis. Cancer 1993, 72: 3355–3365

Schofield PE, Butow PN, Thompson JF, Tattersall MHN, Beeney LJ, Dunn SM: Psychological responses of patients receiving a diagnosis of cancer. Ann Oncol 2003, 14: 58–56

Schulte H: Patientinnenperspektive: Krebserkrankung und Selbsthilfe heute. In: Ditz S, Diegelmann C, Isermann M (Hrsg.): Psychoonkologie – Schwerpunkt Brustkrebs. Kohlhammer-Verlag Stuttgart 2006. S. 217–220

Schuth W, Kieback D: Krisenintervention nach Jacobson als psychoonkologisches Verfahren im Akutstadium. Geb Fra 2001, 61: 414–420

Schuth W: Subjektive Ätiologievorstellungen gynäkologischer Patientinnen. Eine Erkundungsstudie. Habilitationsschrift. Universität Freiburg 1993

Schuth W: Medizinpsychologische Aspekte der Patientin mit Mammakarzinom und ärztliche Aufgaben. In: Kreienberg R, Volm T, Möbus V, Alt D (Hrsg.): Management des Mammakarzinoms. Springer-Verlag Berlin New York 2. Auflage 2002, S. 453–476

Schwarz R: Die Krebspersönlichkeit. Schattauer-Verlag Stuttgart 1994

Schwarz R: Psyche und Krebsentstehung. Onkologe 2001, 7: 124–132

Selby P, Gillis C, Haward R: Benefits from specialised cancer care. Lancet 1996, 348 (9023): 313–318

Sellick SM, Crooks DL: Depression and Cancer: An appraisal of the literature for prevalence, detection, and practice guideline development for psychological interventions. Psychooncology 1999, 8: 315–333

Senf B, Rak M: Mit Kindern über Krebs sprechen. Informationsbro-
schüre des Vereins „Hilfe für Kinder krebskranker Eltern e. V" 2004
Simonton OC: Imagination. Die Kraft der Vorstellung im Heilungspro-
zess. In: Ditz S, Diegelmann C, Isermann M (Hrsg.): Psychoonkologie – Schwerpunkt Brustkrebs. Kohlhammer-Verlag Stuttgart 2006.
S. 287–288
Smets EMA, Garssen B, Bonke B, de Haes JCHM: The multidimensional fatigue inventory (MFI) psychometric qualities of an instrument
to assess fatigue. J Psychosom Res 1995, 39: 315–325
Spiegel D, Kato PM: Psychosoziale Einflüsse auf Inzidenz und Progression von Krebs. In: Larbig W, Tschuschke V (Hrsg.): psychoonkologische Interventionen. Therapeutisches Vorgehen und Ergebnisse Ernst Reinhardt-Verlag München 2000, S. 111–150
Stead ML: Sexual dysfunction after treatment for gynaecologic and
breast malignancies. Curr Opin Obstet Gynecol. 2003, 15: 57–61
Stone P, Richardson A, Ream E, Smith AG, Kerr DJ et al.: Cancer
related fatigue: inevitable, unimportant and untreatable? Results of
a centre patient survey. Cancer Fatigue Forum. Ann Oncol 2000,
11(8): 971–975
Strauß B, Richter-Appelt H: Fragebogen zur Beurteilung des eigenen Körperbildes (FBeK). Göttingen: Hogrefe Verlag für Psychologie, 1996
Student JC, Mühlum A, Student U: Soziale Arbeit in Hospiz und Palliative Care. Ernst Reinhardt-Verlag München 2004
Stürmer T, Hasselbach P, Amelang M: Personality, lifestyle, and risk of
cardiovascular disease and cancer: follow-up of a population bas-
ed cohort. Br J Med 2006, 332(7554): 1359
Trabert G, Axmann J, Rösch M: Studie zur Situation krebskranker
Eltern in Deutschland. Dt Ärzteblatt 2007, 104: B-1525–1526
Turner-Cobb JM, Sephton SE, Koopman C, Blake-Motimer J, Spiegel
D: Social support and salivary cortisol in women with metastatic
breast cancer. Psychosom Med 2000, 62: 337–345
Walsh SR, Manuel JC, Avis NE: The impact of breast cancer on youn-
ger women's relationships with their partner and children. Fam Syst
Health 2005, 3: 80–93
Wellisch DK, Di Matteo R, Silverstein M, Landsverk J, Hoffman R,
Waisman J, Handel N, Waisman-Smith E, Schain W: Psychosocial
outcomes of breast-cancer therapies: lumpectomy versus mastecto-
my. Psychosomatics 1989; 30(4): 365–373
Whooley MA, Avins AL, Miranda J, Browner WS: Case-finding instru-
ments for depression. Two questions are as good as many. J Gen
Intern Med 1997, 12: 439–445

World health organization (WHO): Definition der Lebensqualität Genf 1993

Wyszinski AA: Managing noncompliance in the "difficult" medical patient: the contributions of insight. A case report. Psychother Psychosom 1990, 54: 181–186

Zigmond AS, Snaith RP: The Hospital and Depression Scale. Acta psychiatrica Scandinavica 1983, 67: 361–370

Zintl-Wiegand A: Zusammenhänge zwischen weiblicher Identitätsstörung und Hysterektomie. In: Bauer E, Braun, Hauffe U, Kastendieck M (Hrsg.): Psychosomatische Gynäkologie und Geburtshilfe. Psychosozial-Verlag Gießen 1997 S. 145–155

Register

„breast care nurse" 2
„Shared decision making" 32
Abwehrmechanismen 49
Adjuvante Therapie 32
Adjuvanten Therapie 33
Angst 41
Anpassungsstörung 41
Antihormonelle Therapie 31, 33
Arzt-Patient-Beziehung 17
Aufklärungsgespräch 21
Autogenes Training 71
Bewältigungsstrategien 3
Biofeedback 71
BRCA-Mutation 5
Burn-out-Syndrom 92
Chemo-Brain 38
Chorionkarzinom 11
Compliance 2, 29, 31, 50
Coping 27
Copingmechanismen 3, 28
Curriculum Psychoonkologie 89
Depression 2, 41
Deutsche Psychologen
  Akademie (DPA) 89
Diagnosemitteilung 21
Empathie 19
Endometriumkarzinom 6
Entspannungstechniken 60, 69
Familie 46
Fatigue 2, 38
Fertiprotekt 44
Fragebogen zur Belastung von
  Krebskranken (FBK-R23) 77
Funktionelle Entspannung (FE)
  69

Gesprächsführung 17–18
Gynäkologische Onkologie 2
Hamburger Modell 82
Heileurythmie 73
High-risk-HPV-Infektion 8
Hospital Anxiety and Depression
  Scale (HADS) 42
Hospize 58
Hypnotherapie nach Erickson 64
Kognitiv-behaviorale Therapien
  61
Kommunikation 22
Kommunikationstraining für
  onkologisch tätige Ärztinnen
  und Ärzte 88
KOMPASS 90
Körperbild 13, 15
Krankheitsbewältigung 1
Krankheitsverarbeitung 27
Krebspersönlichkeit 27
Krise 2
Krisenintervention 24
Kunsttherapie 66
Lebensqualität 2, 16, 34, 58
Mammakarzinom 5
Mastektomie 15, 44
Musiktherapie 68
Nachsorge 49
NCCN-Distress-Thermometer 77
Netzwerkbildung 57
Non-Compliance 31
Organverlust 12
Ovarialkarzinom 8
Paartherapie 63
Palliative Patientin 53

Palliativmedizin 53, 58
Partnerschaft 2
Patientenzentrierten Kommunikation 19
Prävention 84
Progredienzangst-Fragebogen (PA-F) 42
Progressive Muskelrelaxation (PMR) 70
Psychoedukation 31
Psychoedukationsprogramme 60
Psychoonkologie 1
Psychoonkologische Basisdokumentation (PO-Bado) 76
psychoonkologische Mitbetreuung 1
Psychosomatischen Grundversorgung 12, 60
Psychosoziale Unterstützung 29
Psychotherapie 60
Rehabilitation 79
Resilienz 34
Ressourcenorientierte psychoonkologische Psychotherapie 66
Salutogenese 35

Schmerztherapie 55
Screeninginstrument 39, 76
Seelsorgerische Begleitung 74
Selbsthilfegruppe 51
Selbsthilfegruppen 39
Sexualität 2, 44
Soziale Hilfen 79
Sport 84
State-Trait Anxiety Inventory (STAI) 42
Sterben 3, 57
Subjektive Krankheitstheorie 22, 28
Supervision 88
Supportiv-expressive Gruppentherapie nach Spiegel 62
Tod 3, 57
Überbringen schlechter Nachrichten 21
Visualisierung nach Simonton 72
Vulvakarzinom 10
Weiterbildung PsychoSoziale Onkologie (WPO) 88
Weiterbildungsmöglichkeiten 88
Zervixkarzinom 7